Diagnostik und Therapie von Haarerkrankungen

UNI-MED

UNI-MED Verlag AG
Bremen - London - Boston

Prof. Dr. med. Hans Wolff
Klinik und Poliklinik für Dermatologie und Allergologie
Ludwig-Maximilians-Universität München
Frauenlobstraße 9-11
80337 München

Dr. med. Christian Kunte
Klinik und Poliklinik für Dermatologie und Allergologie
Ludwig-Maximilians-Universität München
Frauenlobstraße 9-11
80337 München

Die Deutsche Bibliothek - CIP-Einheitsaufnahme

Wolff, Hans:
Diagnostik und Therapie von Haarerkrankungen/Hans Wolff und Christian Kunte.-
2. Auflage - Bremen: UNI-MED, 2002
(UNI-MED SCIENCE)
ISBN 3-89599-633-5

Printed in Germany

UNI-MED. Die beste Medizin.

In der Reihe UNI-MED SCIENCE werden aktuelle Forschungsergebnisse zur Diagnostik und Therapie wichtiger Erkrankungen "state of the art" dargestellt. Die Publikationen zeichnen sich durch höchste wissenschaftliche Kompetenz und anspruchsvolle Präsentation aus. Die Autoren sind Meinungsbildner auf ihren Fachgebieten.

Wir danken folgenden Mitgliedern unseres Ärztlichen Beirats für die engagierte Mitarbeit an diesem Buch: Martin Glas, Dr. Stefanie Kanehl, Marion Lauer, Dr. Claus Oster-Schmidt und Dr. Thomas Welke.

Vorwort und Danksagung

Eigentlich sind Haare leblose Hornfäden, die das Säugetier vor UV-Strahlung, Kälte und Ungeziefer schützen sollen. Durch die Ausbildung eines ästhetischen Bewußtseins haben die Kopfhaare jedoch für die Menschen eine über das rein biologische weit hinausgehende Bedeutung erlangt. Langes, kräftiges Haar symbolisiert Vitalität und Jugendlichkeit. Die Frisur kann als soziale Signalflagge weithin sichtbar die Einstellung ihres Trägers symbolisieren - ob als Punk, Skinhead oder Hippie. Der Leidensdruck von Patientinnen und Patienten, die ihre Haare verlieren, ist oft sehr groß. Auf der Suche nach Hilfe werden Freunde, Friseure, Apotheker und Ärzte konsultiert. Leider ist nicht jeder Arzt in der Lage, die Vielzahl der verschiedenen Haarerkrankungen differentialdiagnostisch zu unterscheiden und die richtige Therapie zu empfehlen.

Die mit diesem Buch besonders angesprochene Zielgruppe sind Dermatologen, aber auch an der Trichologie interessierte Ärzte aus anderen Fachdisziplinen. Das primäre Anliegen dieses Buches ist die knappe, übersichtliche und durch viele Abbildungen und Schemata strukturierte Darstellung von Haar- und Kopfhauterkrankungen.

Einige Abbildungen wurden freundlicherweise aus dem Archiv der Klinik und Poliklinik für Dermatologie und Allergologie der LMU München (Direktor: Prof. Dr. G. Plewig) zur Verfügung gestellt.

Besonders bedanken wollen sich die Autoren bei ihren akademischen Lehrern, Herrn Professor Otto Braun-Falco und Herrn Professor Gerd Plewig. Die Abbildungen und Schemata wurden mit Unterstützung von Herrn Dr. Hans Bertsch, Herrn Peter Bilek, Frau Erika Kellermeier und Frau Claudia Jakobec angefertigt. Auch ihnen herzlichen Dank.

München, im August 2002

Hans Wolff
Christian Kunte

Inhaltsverzeichnis

Haarbiologie

1. Haarbiologie

1.1. Biologische und soziale Bedeutung der Haare

Eigentlich sind die Haare des menschlichen Körpers mittlerweile ohne biologische Funktion. Lediglich am Kopf dient das Haar noch zum Schutz gegen Sonnenstrahlen. Präkanzerosen wie aktinische Keratosen oder Tumore wie Basaliome oder spinozelluläre Karzinome entstehen nicht auf dem behaarten Kopf, sondern fast nur auf Glatzen.

Den Wimpern, Augenbrauen und Vibrissae im Naseneingang kommt auch eine Schutzfunktion zu: Fehlen Wimpern und Augenbrauen, kann Schweiß von der Stirn leichter ins Auge dringen und Reizungen verursachen. Fehlen die Vibrissae, kommt es leichter zu Reizungen der Nasenschleimhaut, und Naselaufen ist häufig.

Die Körperbehaarung hat dagegen keine physiologische Bedeutung mehr.

Außer an Hand- und Fußflächen sowie den Schleimhäuten finden sich überall am menschlichen Körper Haarfollikel. Die Dichte der Behaarung ist in verschiedenen Körperregionen unterschiedlich.

Haare haben eine wichtige Bedeutung für das äußere Erscheinungsbild. So wird Männern mit androgenetischer Alopezie weniger Durchsetzungskraft und Erfolg nachgesagt. Gelegentlich soll eine Glatze schon dafür verantwortlich gewesen sein, daß Beförderungen oder Berufungen nicht ausgesprochen wurden.

Wie mitleidvoll werden Patienten mit Alopecia areata totalis betrachtet, mit dem Hintergedanken, daß die Haare wohl im Rahmen einer Chemotherapie ausgegangen sein müssen!

1.2. Entwicklungsbiologie

Die Entwicklung des Haarfollikels ist eng mit der der Haut verbunden. Die Haut besteht aus Epidermis und Dermis. Die Epidermis geht aus dem Ektoderm, die Dermis aus dem Mesoderm hervor. Die ersten Haarfollikel des Menschen entstehen etwa in der 10. Embryonalwoche an Augenbrauen, Nase, Kinn und Lippen als Epithelwulst. Die Differenzierung der Haarfollikel am restlichen Integument geht nicht gleichmäßig vor sich, sondern entwickelt sich nach und nach in kraniokaudaler Richtung. Dabei nimmt die Zahl der Haarfollikel kontinuierlich zu.

Die Haarpapille entwickelt sich unter dem Follikel durch eine Verdichtung des Bindegewebes aus Mesenchymzellen und Fibroblasten. Der Epithelwulst wächst dann in die Tiefe, trifft dort auf die Papille und umschließt diese. So entsteht der Haarbulbus. Der voll entwickelte Haarfollikel besteht also aus epithelialen und bindegewebigen Anteilen. Danach bilden sich zwei solide Epithelwülste am Follikel aus. Der obere differenziert zur Talgdrüse, der untere bildet die Wulstregion ("bulge"), den Sitz der Stammzellen des Haarfollikels. Zusätzlich entsteht der Musculus arrector pili (Abb. 1.1).

Hat ein embryonaler Follikel seine vorbestimmte Länge erreicht, entsteht durch Differenzierung der Matrixzellen der Haarschaft und die innere Wurzelscheide, die die dermale Papille umgibt. Danach entsteht die äußere Wurzelscheide.

Anfangs ist der Haarfollikel noch nicht vaskularisiert. Erst während des Wachstums bildet sich in seiner Umgebung ein kapilläres Netz und in der Papille eine kapillare Schlinge aus.

Etwa im sechsten Schwangerschaftsmonat ist die Follikelbildung abgeschlossen und die endgültige Follikelzahl erreicht.

Im Mutterleib ist der Fetus mit langen, dünnen **Lanugohaaren** bedeckt, die etwa im 8. Monat abgestoßen werden. Nach der Geburt wachsen erneut kürzere, feine, nicht pigmentierte **Vellushaare**, die dann das gesamte Integument des Säuglings bedecken. Nur unreife Neugeborene weisen bei Geburt Lanugohaare auf. Die Körperbehaarung, ebenso wie die **Terminalhaare** am Kapillitium, unterliegen in den ersten 4 Lebensmonaten einem synchronisierten Wachstum. Erst danach wachsen die Haare zunehmend asynchron.

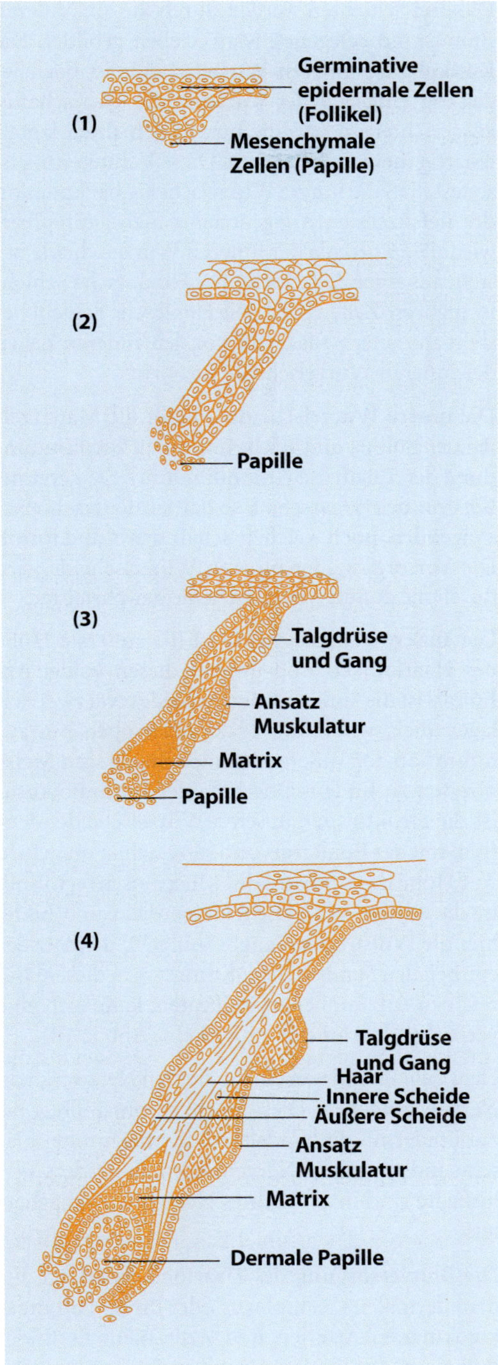

Abb. 1.1: Embryonale Entwicklung der Haaranlage.

1.3. Anatomie des Haarfollikels

Der Haarfollikel wird in drei Kompartimente unterteilt (Abb. 1.2).

Das **untere Kompartiment** umfaßt die Region von dermaler Papille und Haarbulbus bis zum Ansatz des Musculus arrector pili.

Das **mittlere Segment**, auch Isthmus genannt, besteht aus Musculus arrector pili, der Wulstregion und der Talgdrüse mit Einmündung in den Haarkanal.

Der **oberen Abschnitt**, das Infundibulum, reicht von der Einmündung der Talgdrüse in den Follikelkanal bis zur Hautoberfläche.

Der Haarfollikel ist umgeben von einer Basalmembran (Glashaut) und einer bindegewebigen Wurzelscheide.

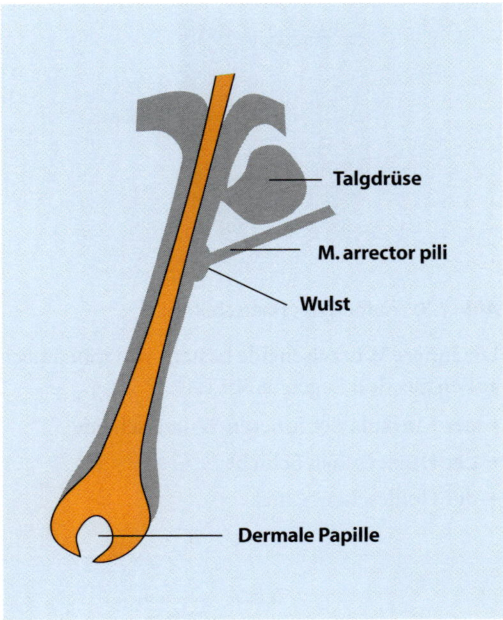

Abb. 1.2: Anatomie des Haarfollikels

Im Haarkanal findet sich der **Haarschaft**, also das Produkt des Haarfollikels. Der Schaft besteht aus dem Haarmark (Medulla), der Haarrinde (Kortex) und der Kutikula (Abb. 1.3). Die distale Medulla ist ein mit Luft gefüllter Hohlraum, welcher nur bei manchen Terminalhaaren nachweisbar ist, zum Teil auch nur abschnittsweise. Die Haarrinde setzt sich aus vollständig keratinisierten, axial ausgerichteten Haarmatrixzellen zusammen. Diese verhornen in der suprabulbär gelegenen Keratinisierungszone. Die große Zahl von Haarrindenzellen bildet die Hauptmasse des Haares. Die äußerste Schicht des Haares ist die Kutikula. Sie besteht aus flachen, sich überlappenden Kutikulazellen und bedeckt vollständig die Haarrinde. Die Überlappung ist dachziegelartig in der Form, daß die Zellen in Wuchsrichtung nach oben abstehen und nach unten, zum Bulbus hin, dicht am Kortex anliegen. Sind Matrix-, Rinden- und Kutikulazellen vollständig verhornt, bilden sie das sichtbare Haar.

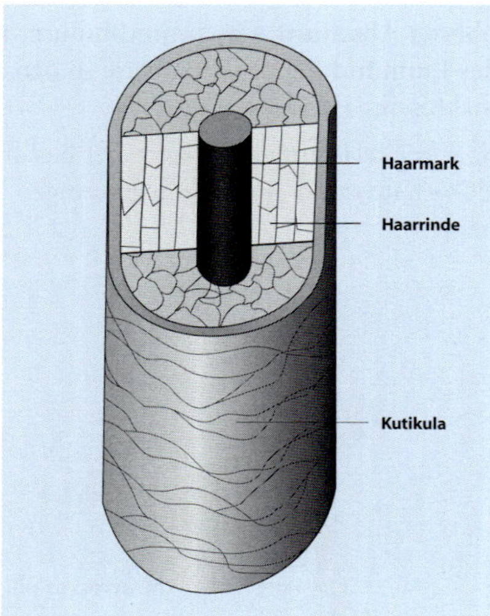

Abb. 1.3: Aufbau des Haarschaftes.

Die **innere Wurzelscheide** besteht von innen nach außen aus drei Lagen (Abb. 1.4):

- der Kutikula der inneren Wurzelscheide
- der Huxleyschen Schicht
- der Henleschen Schicht

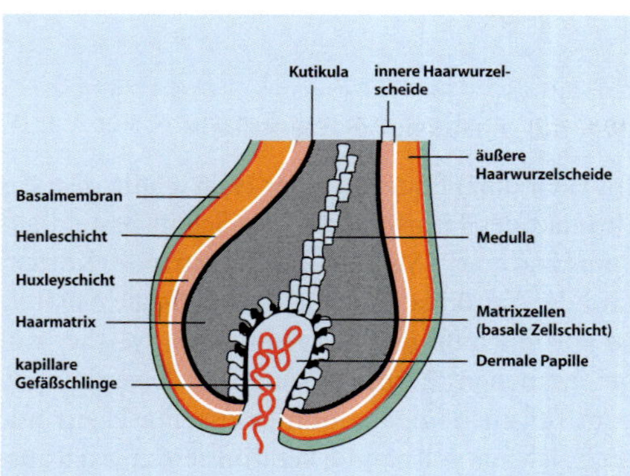

Abb. 1.4: Anatomie des Haarbulbus.

Die drei Schichten werden durch die am äußeren Bulbusrand gelegenen Matrixzellen gebildet. Die Kutikula der inneren Wurzelscheide ist dachziegelartig entgegen der Kutikula des Haarschaftes ausgerichtet, so daß die beiden Schichten lamellenartig ineinander greifen. Diese Verankerung ist so fest, daß die innere Wurzelscheide bei Epilation des tiefsitzenden Anagenhaares meist mitepiliert wird. Die Kutikula der inneren Wurzelscheide besteht aus einer Zellschicht. Die Huxleysche Schicht ist mehrere Zellen breit. Die Henlesche Schicht besteht aus einer Zellage, die vor den anderen Zellen der inneren Wurzelscheide verhornt.

Die **innere Wurzelscheide** umgibt die Matrixzellen des Bulbus und reicht bis hinauf zur Einmündung der Talgdrüse (Infundibulum). Sie keratinisiert vor dem Haarschaft, so daß sie den nach oben steigenden, noch weichen Schaft stützt und formt. Die Versorgung der inneren Wurzelscheide wird durch die äußere Wurzelscheide gewährleistet.

Die **äußere Wurzelscheide** ist die äußerste Hülle des Haarfollikels und umgibt diesen völlig. Am Bulbus ist die äußere Wurzelscheide etwa zwei Zellagen dick, wobei die Dicke nach oben hin zunimmt. In der äußeren Wurzelscheide sind Melanozyten zu finden. Oberhalb des Infundibulums ist die Struktur der äußeren Wurzelscheide identisch mit der Epidermis und setzt sich in diese fort. Auf Höhe des Ansatzes des Musculus arrector pili ist die äußere Wurzelscheide verdickt und bildet hier die Wulstregion (engl.: "bulge"), den Sitz der epithelialen Stammzellen. Kommt es in diesem Bereich zu entzündlichen Infiltraten, kann sich eine vernarbende Alopezie entwickeln (Abb. 2.16).

Haarfollikel sind von einem dichten Netzwerk von **Nerven** umgeben. Diese reichen vom Bulbus bis zur Epidermis. Es handelt sich hierbei um sensorische und autonome Nervenfasern. Besonders Vellushaare sind in ein dichtes Nervennetz eingebettet.

Die **Blutversorgung** des Haarfollikels erfolgt aus dem dermalen Gefäßplexus oder direkt von muskulokutanen Arterien und Arteriolen. Es findet sich ein perifollikuläres Netz großer, längsverlaufender Arteriolen und kleiner querverlaufender Anastomosen. Die Anastomosierung ist besonders dicht am Isthmus und um den Haarbulbus herum. In der Papille ist eine Gefäßschlinge nachweisbar, die aus dem subkutanen Gefäßplexus entspringt.

Je kleiner die Haare sind, desto weniger Blutgefäße lassen sich finden. Wandert das Haar in der Katagen- und Telogenphase langsam nach oben, so degeneriert der Gefäßplexus bis auf Höhe des Isthmus. Bildet sich ein neues Haar im Anagen, so muß für den Bulbus jedes Mal ein neues Gefäßnetz aufgebaut werden.

1.3.1. Der untere Abschnitt des Haarfollikels

Im untersten Anteil des Haarfollikels findet sich der zwiebelförmige **Haarbulbus**, der die dermale Papille umgreift. Im Haarbulbus tritt im Anagenstadium die mesenchymale Haarpapille direkt mit der ektodermalen Haarmatrix in Kontakt. Dies ist die Zone der maximalen Epithelproliferation. Der Haarbulbus findet sich im allgemeinen in der Subkutis. Umgeben ist der Bulbus von den Wurzelscheiden. Der Haarbulbus ist ein besonders geschütztes, immunprivilegiertes Gewebe.

Die **dermale Papille** ist die Steuerungszentrale des Haarfollikels. Sie besteht aus mesenchymalen Zellen, vornehmlich Fibroblasten. Die Größe der Haarpapille ist direkt proportional zur Größe des Bulbus und somit zur Dicke des Haares selbst. In der dermalen Papille findet sich eine Gefäßschlinge und ein dichtes Netz an Nervenfasern. Das Wachstum des Haares ist entscheidend abhängig vom Kontakt der dermalen Papille mit den Haarmatrixzellen.

Die dermale Papille ist am oberen Pol umgeben von Haarmatrixzellen. Im wachsenden Haar (Anagenhaar) ist hier eine sehr hohe Zellteilungsrate nachweisbar. Die Haarmatrixzellen des Bulbus gehören zu den am stärksten proliferierenden Zellen des menschlichen Körpers. Die Proliferation übertrifft sogar jene der meisten Malignome.

Nach der Zellteilung steigen die Matrixzellen im Bulbus auf und differenzieren sich zu den Zellen des Haarschaftes und der inneren Wurzelscheide. Der Haarschaft besteht aus einem komplexen Geflecht aus Keratin-Filamenten.

Am oberen Rand der Papille finden sich zwischen den Matrixzellen Melanozyten (Abb. 5.1). Die Dendriten der Melanozyten ragen in die interzellulären Räume der Mark- und Rindenzellen der Haarmatrix ein. Die follikuläre Melanogenese findet nur während der anagenen Wachstumsphase statt. Die Pigmentierung des Haares ist abhängig von der Anzahl, Art, Verteilung und Dichte der Melanosomen.

1.3.2. Der Isthmus

Der Isthmus schließt den Musculus arrector pili, die Einmündung des Talgdrüsenganges in den Follikelkanal und die Wulstregion ein.

Eine Funktion des **Musculus arrector pili** ist nicht bekannt. Unter dem Einfluß des Sympathikus vermag er sich zu kontrahieren, das Haar stellt sich hierdurch auf. Durch die Kontraktion des Muskels formt sich die darunterliegende Haut zu einem Hügel, es entsteht die sogenannte "Gänsehaut". Der Muskel wird von cholinergen Nerven versorgt. Gegenüber der Insertion des Musculus arrector pili findet sich am Isthmus eine Ausstülpung der äußeren Wurzelscheide. Hier ist die **Wulst**region ("bulge") lokalisiert. Man nimmt heute an, daß im Wulst der Sitz der epithelialen Stammzellen des Haarfollikels ist.

Die **Talgdrüse** geht aus einer Anschwellung oberhalb des Wulstes hervor. Sie sondert Lipide und keratinöses Material in den Haarkanal ab, um das Haar geschmeidig zu machen, so daß es nicht abbricht.

Auf Höhe des Ausführungsganges der Talgdrüse ist die innere Wurzelscheide nicht mehr nachweisbar. Ab hier wird der Haarkanal von einer epithelialisierten und verhornten äußeren Wurzelscheide ausgekleidet. Auch das Haar, also Kortex und Kutikula, sind im Isthmus bereits völlig verhornt.

1.3.3. Das Infundibulum

Das Infundibulum reicht von der Einmündung der Talgdrüse in den Follikelkanal bis zur Epidermisoberfläche. Im Haarkanal ist ein keratinisierter Haarschaft zu finden. Eine innere Wurzelscheide ist nicht mehr nachweisbar. Der Haarkanal ist von einer epithelialisierten und keratinisierten äußeren Wurzelscheide ausgekleidet.

1.4. Haarzyklus

1.4.1. Haarzyklus und Haarwachstum

Das menschliche Haarwachstum ist kein kontinuierlicher, gleichförmiger Prozeß, sondern verläuft in immer wiederkehrenden Zyklen. Nach Bildung des Haarfollikels in der Embryonalphase beginnt der Haarzyklus mit einer Katagenphase, gefolgt von Telogen. Danach Anagen, Katagen, Telogen - und so weiter.

Jeder Haarfollikel hat eine eigene biologische Uhr, die den Haarzyklus steuert. In der **Wulstaktivitätshypothese** nimmt man an, daß im Wulst (engl: *bulge*) gelegene Stammzellen des Haarfollikels darüber bestimmen, wann ein neuer Wachstumszyklus begonnen wird und wann er beendet wird.

Der Haarzyklus unterliegt außerdem einer Vielzahl extrinsischer Einflüsse. Hierzu gehören verschiedene Hormone, Wachstumsfaktoren, Zytokine, Neuropeptide, aber auch verschiedene Jahreszeiten. Man unterscheidet Inhibitoren und Promotoren des Haarzyklus. Eine besondere Rolle spielen Androgene. So fördert Testosteron beziehungsweise Dihydrotestosteron in gewissen Körperregionen wie dem Bartbereich das Haarwachstum. Am Kapillitium hingegen kann Dihydrotestosteron Haarausfall induzieren.

Die meisten Haarerkrankungen lassen sich als eine Veränderung des Haarzyklus erklären. Fallen Haare aufgrund einer medikamentösen Schädigung aus, so ist meist eine frühzeitige Beendigung der Anagenphase und ein Übergang in die Katagen- und Telogenphase die Ursache.

1.4.1.1. Anagenphase

Während der Anagenphase wächst das Haar. Sie läßt sich in 6 Einzelphasen unterteilen (Abb. 1.5). Der neue Haarzyklus beginnt noch während das alte Telogenhaar im Haarkanal steckt. In der Anagen-I-Phase ist eine rege Zellteilung der Stammzellen in der Wulstregion zu bemerken, die proliferierenden Epithelien wachsen in der Anagen-II-Phase entlang der mesenchymalen Wurzelscheide in die Tiefe und umfassen die dermale Papille. In der Anagen-III-Phase bildet sich ein neuer Bulbus aus, die dermale Papille gewinnt an Volumen, es beginnt die Ausbildung einer inneren Wurzelscheide. Im Stadium IV wird ein differenzierter Haarschaft ausgebildet. Die Spitze des Haares befindet sich dabei auf Höhe der Wulstregion. Der Haarfollikel ist deutlich in die Tiefe getreten und hat fast seine gesamte Länge erreicht. Die Papille ist zu diesem Zeitpunkt fast vollständig ausgebildet. In der Anagen-V-Phase hat die Haarspitze bereits das Infundibulum erreicht und ist kurz vor dem Austritt auf die Hautoberfläche. Das noch im Haarkanal steckende Telogenhaar wird dabei beiseite gedrängt. Die bislang beschriebenen fünf Anagenphasen werden auch als Pro-Anagen bezeichnet. Im Anagenstadium VI zeigt sich der Haarfollikel in seiner vollen Länge. Die Haarspitze befindet sich über Hautniveau. Während des Anagens ist eine maximale Aktivität der Haarmatrixzellen zu verzeichnen. Die Melanozyten der Haarmatrix sind während des gesamten Anagens aktiv.

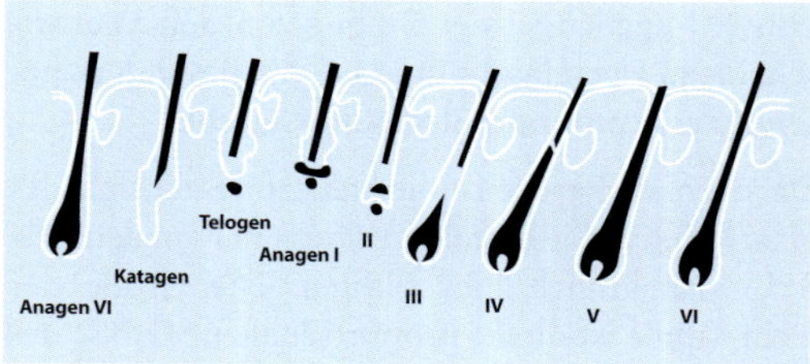

Abb. 1.5: Der Haarzyklus.

Wie bei allen schnell proliferierenden Geweben, sind auch die Matrixzellen während des Anagens besonders anfällig für Störungen. Ist die Schädigung nur gering, kommt es im allgemeinen nur zu einer kurzzeitigen Abnahme der Wachstumsgeschwindigkeit und zu einer geringen Abnahme des Haarschaftdurchmessers. Ist die Schädigung jedoch ausgeprägter, kann es zu einer deutlichen Abnahme des Haarkalibers kommen, so daß die Haare kurz über der Kopfhautoberfläche abbrechen. Bei lichtmikroskopischer Betrachtung des abgebrochenen Haares sieht man zugespitzte Enden, sogenannte dystrophische Haare (Abb. 2.10). An der Kopfhaut sieht man sogenannte Kadaverhaare, die in der Kopfhaut verbliebenen Haarstümpfe. Solche dystrophischen Haare finden sich nicht selten bei Alopecia areata oder Chemotherapien. Andere Störungen führen zu einem frühzeitigen Ende der Anagenphase mit synchronem Übertritt einer Vielzahl von Haaren in die Katagenphase. Diese Haare fallen dann 2 - 4 Monate später als Telogenhaare aus (Telogenes Effluvium).

Die gesamte Anagenphase dauert etwa 3 - 6 Jahre, manchmal auch deutlich länger. Von der Dauer des Anagens ist die maximale Haarlänge abhängig. Nimmt man eine Haarwachstumsgeschwindigkeit von etwa 1 cm pro Monat an, muß die Anagenphase bei manchen Menschen bis zu 10 Jahre betragen.

1.4.1.2. Katagenphase

Während der Katagenphase, auch Übergangsphase genannt, kommt es innerhalb von 1 - 2 Wochen zu einer Reihe von morphologischen und funktionellen Umbauvorgängen. Es erfolgt eine ausgedehnte morphologische Regression, der auf zellulärer Ebene Millionen genau orchestrierter Apoptosen (= programmierter Zelltod) zugrunde liegen.

Die Matrixzellen hören auf sich zu teilen, die Haarmatrix bildet sich zurück. Die Melanozyten schrumpfen, die Melanogenese kommt zum Stillstand. Der Haarfollikel schrumpft auf etwa ein Drittel seiner Länge. Die Haarpapille löst sich bis auf vereinzelte Zellen fast vollständig auf. Die Zellen der äußeren Wurzelscheide schließen sich um den von den Matrixzellen geformten Kolben ("club"). Der Kolben am unteren Pol des Haarschaftes besteht aus vollständig verhornten Zellen. Die Zellen der äußeren Wurzelscheide, die teilweise auch verhornt sind, sind mit dem Kolben verbunden. Lockert sich diese Verbindung, tritt das Haar in die Telogenphase ein.

Mit etwa 2 Wochen ist das Katagenstadium relativ kurz. Daher befinden sich normalerweise maximal 1 - 3 % der Kopfhaare im Katagen.

1.4.1.3. Telogenphase

In der Telogenphase ist ein voll ausgebildetes, keratinisiertes Kolbenhaar ohne Stoffwechselaktivität zu finden. Schädigende Noxen können deshalb auch keinen Einfluß mehr ausüben, ebensowenig wie Haartherapeutika. Dem Telogenhaarfollikel fehlen die für das wachsende Haar typischen Strukturen wie Matrix, Wurzelscheiden und Haarkutikula.

Gegen Ende der Telogenphase befindet sich im selben Haarkanal bereits das nächste Anagenhaar.

Bis zu 20% der Haare befinden sich in der Telogenphase, sie dauert 2 - 4 Monate.

Der Vorgang des Haarausfalls am Ende des Telogen wird von einigen Autoren auch als aktive eigene Zyklusphase betrachtet und als Exogen bezeichnet.

1.5. Physiologie des Haares

Beim Menschen lassen sich drei verschiedene Arten von Haaren unterscheiden.

Das **Lanugohaar** ist das Haar des Föten. Nur unreife Neugeborene weisen noch Lanugohaare auf. Die Haare sind kurz, dünn, weich, marklos und meist unpigmentiert.

Das **Vellushaar** ist meist nicht länger als zwei Zentimeter, dünn, marklos und im allgemeinen farblos. Dies Haar ist das normale Oberflächenhaar, das sich am gesamten Körper befindet.

Terminalhaare sind lang, dick, pigmentiert und besitzen meist ein Haarmark. Terminalhaare finden sich bereits bei Geburt am Kapillitium sowie als Wimpern und Augenbrauen. In der Pubertät entstehen an bestimmten Körperarealen aus Vellushaaren Terminalhaare. Terminalhaare sind dann im Genitalbereich, den Achselhöhlen und bei Männern auch im Bartbereich zu finden. Bei erwachsenen Frauen sind bis zu 35% der Körperhaare Terminalhaare, bei Männern 20 bis 90%, je nach ethnischem Hintergrund.

Ebenso wie die Umwandlung von Vellus- zu Terminalhaar möglich ist, kann bei einer androgenetischen Alopezie der umgekehrte Vorgang im Sinne einer Regression des Haarfollikels eintreten.

1.5.1. Verteilung der Haare

Warum am menschlichen Körper scharfe Trennlinien zwischen verschiedenen Haartypen existieren, ist unklar. Auf jeden Fall ist es bemerkenswert, daß sich am Kapillitium lange Terminalhaare finden, an der Stirn lediglich Vellushaare und darunter wieder die Augenbrauen als kurze, dicke Terminalhaare.

Das Kapillitium trägt zwischen 80.000 und 150.000 Terminalhaare. Die Dichte pro Quadratzentimeter beträgt 180 - 350 Haare.

1.5.2. Wachstumsgeschwindigkeit und Haareigenschaften

Die **Haarlänge** wird bestimmt durch die Länge der Anagenphase. Diese schwankt zwischen 3 und 6, selten auch mehr Jahren. Die tägliche Wachstumsgeschwindigkeit am Kapillitium beträgt etwa 0,3 bis 0,5 mm pro Tag. Entsprechend kann man als Faustregel sagen, daß das Kopfhaar monatlich etwa um 1 cm wächst.

Die **Wachstumsgeschwindigkeit** des Einzelhaares wird von der proliferativen Aktivität der Haarmatrix bestimmt. Die Größe des Bulbus beziehungsweise der Papille übt hingegen keinen Einfluß auf die Wachstumsgeschwindigkeit aus.
Im Sommer ist das Haarwachstum leicht beschleunigt, im Winter etwas verlangsamt.
Das Wachstum der Körperhaare ist langsamer als das der Kopfhaare.

Die **Haardicke** ist abhängig von der Größe des Haarbulbus und der Haarpapille. Hier besteht ein direkt proportionales Verhältnis. Die mittlere Haardicke am Kapillitium eines Erwachsenen beträgt etwa 70 µm (0,07 mm), wobei extreme Schwankungen auftreten können. Die Haardicke variiert nach Körperregion, nach Haarfarbe und Alter. Mit zunehmendem Alter nimmt die Haardicke deutlich ab.

Auch die **Haardichte** am menschlichen Körper nimmt mit zunehmendem Lebensalter als Folge einer Follikelregression ab. Die Dichte der Körperbehaarung weist starke regionäre Unterschiede auf und unterliegt auch einer großen Variationsbreite.

Die **Form** der Haare wird genetisch durch eine unterschiedliche Zusammensetzung der Kortikalzellen aus Keratin und Matrixproteinen bestimmt. Entsprechend entstehen Verformungen des normalerweise runden oder ovalen Haarschaftes. Ebenso können Verdrehungen oder andere Veränderungen evident werden. Entscheidend ist auch noch die Lage und Wuchsform des Haarfollikels. Farbige Menschen haben gekräuseltes, Asiaten glattes und Weiße glattes, gewelltes oder spiraliges Haar.

1.5.3. Haarfarbe

Die Haarfarbe ist abhängig von der Anzahl, Verteilung, Dichte und Art der Melanosomen in der Haarrinde (Kap. 5.).

Literatur

Akiyama M, Smith LT, Shimizu H (2000) Changing patterns of localization of putative stem cells in developing human hair follicles. J Invest Dermatol 114:321-327

Baden HP (1991) "Das Haarkeratin" In: Orfanos CE. Haar und Haarkrankheiten. Gustav Fischer Verlag, Stuttgart New York, S. 23-50

Bassukas ID, Hornstein OP (1989) Effects of plucking on the anatomy of the anagen hair bulb. A light microscopic study. Arch Dermatol Res 281:188-192

Commo S, Bernard BA (1997) Immunohistochemical analysis of tissue remodelling during the anagen-catagen transition of the human hair follicle. Br J Dermatol 137:31-38

Cotsarelis G (1998) The hair follicle. Dying for attention. Am J Pathol 151:1505-1509

Elliott K, Stephenson TJ, Messenger AG (1999) Differences in hair follicle dermal papilla volume are due to extracellular matrix volume and cell number: Implications for the control of hair follicle size and androgen responses. J Invest Dermatol 113:873-877

Forslind B (1991) "Die wachsende Anagenphase" In: Orfanos CE. Haar und Haarkrankheiten. Gustav Fischer Verlag, Stuttgart New York, S. 51-75

Fuchs E, Merril BJ, Jamora C, DasGupta R (2001) At the roots of a never-ending cycle. Developmental Cell 1:13-25

Gat U, DasGupta R, Degenstein L, Fuchs E (1998) De novo hair follicle morphogenesis and hair tumors in mice expressing a truncated beta-catenin in skin. Cell 95:605-614

Halata Z (1991) "Spezifische Innervation" In: Orfanos CE. Haar und Haarkrankheiten. Gustav Fischer Verlag, Stuttgart New York, S. 123-136

Hamada K, Thornton MJ, Laing I, Messenger AG, Randall VA (1996) The metabolism of testosterone by dermal papilla cells cultured from human pubic and axillary hair follicles concurs with hair growth in 5α-reductase deficiency. J Invest Dermatol 106:1017-1022

Hashimoto K (1991) "Nerven- und Blutversorgung des Haarfollikels" In: Orfanos CE. Haar und Haarkrankheiten. Gustav Fischer Verlag, Stuttgart New York, S. 95-122

Jahoda CAB, Oliver RF, Reynolds AJ, Forrester JC, Horne KA (1996) Human hair follicle regeneration following amputation and grafting into the nude mouse. J Invest Dermatol 107:804-807

Kamimura J, Lee D, Baden HP, Brissette J, Dotto GP (1997) Primary mouse keratinocyte cultures contain hair follicle progenitor cells with multiple differentiation potential. J Invest Dermatol 109:534-540

Lyle S, Christofidou-Solomidou M, Liu Y, Elder DE, Albelda S, Cotsarelis G (1999) Human hair follicle bulge cells are biochemically distinct and possess an epithelial stem cell phenotype. J Invest Dermatol (Symp Proc) 4:296-301

Mitsui S, Ohuchi A, Hotta M, Tsuboi R, Ogawa H (1997) Genes for a range of growth factors and cyclin-dependent kinase inhibitors are expressed by isolated human hair follicles. Br J Dermatol 137:693-698

Narisawa Y, Kohda H, Tanaka T (1997) Three-dimensional demonstration of melanocyte distribution of human hair follicles: special reference to the bulge area. Acta Derm Venereol (Stockh) 77:97-101

Parakkal PF (1991) "Katagen- und Telogenphase" In: Orfanos CE. Haar und Haarkrankheiten. Gustav Fischer Verlag, Stuttgart New York, S. 77-93

Paus R, Cotsarelis G (1999) The biology of hair follicles. N Engl J Med 341:491-497

Randall VA, Thornton MJ, Hamada K, Redfern CPF, Nutbrown M, Ebling FJG, Messenger AG (1991) Androgens and the hair follicle: cultured human dermal papilla cells as a model system. Ann NY Acad Sci 642:355-375

Randall VA, Thornton MJ, Messenger AJ (1992) Cultured dermal papilla cells from androgen-dependent human hair follicles (eg beard) contain more androgen receptors than those from non-balding areas of the scalp. J Endocrinol 133:141-147

Rochat A, Kobayashi K, Barrandon Y (1994) Location of stem cells of human hair follicles by clonal analysis. Cell 76:1063-1073

Sawaya ME, Penneys NS (1991) Immunohistochemical distribution of aromatase 3β-hydroxysteroid dehydrogenase in human hair follicle and sebaceous gland. J Cutan Pathol 309:309-314

Sawaya ME, Price VH (1997) Different levels of 5α-reductase type I and II, aromatase, and androgen receptor in hair follicles of women and men with androgenetic alopecia. J Invest Dermatol 109:296-300

Serri F, Cerimele D (1991) "Embryologie und Entwicklung des Haarfollikels" In: Orfanos CE. Haar und Haarkrankheiten. Gustav Fischer Verlag, Stuttgart New York, S. 1-21

Soma T, Ogo M, Suzuki J, Takahashi T, Hibino T (1998) Analysis of apoptotic cell death in human hair follicles in vivo and in vitro. J Invest Dermatol 111:948-954

Stenn KS, Nixon AJ, Jahoda CAB, McKay IA, Paus R (1999) What controls hair follicle cycling? Exp Dermatol 8:229-236

Tobin DJ, Hagen E, Botchkarev VA, Paus R (1998) Do hair bulb melanocytes undergo apoptosis during hair follicle regression (catagen)? J Invest Dermatol 111:941-947

Weedon D, Strutton G (1981) Apoptosis as the mechanism of the involution of hair follicles in catagen transformation. Acta Derm Venereol (Stockh) 61:335-339

Diagnostik bei Haarausfall

2. Diagnostik bei Haarausfall

Der Anteil dermatologischer Patienten mit Haarproblemen beträgt etwa 10-15 %. Bei den meisten Patienten ist die Art der Haarlosigkeit (Alopezie) diagnostisch leicht einzuordnen. Bei einigen ist es für den Arzt jedoch schwierig, die Haarprobleme nachzuvollziehen. Aus diesem Grund ist es wichtig, zum einen mit gezielten Fragen, aber auch mit verschiedenen Untersuchungsverfahren die angegebene Symptomatik zu verifizieren (Tab. 2.1).

2.1. Klinische Diagnostik

2.1.1. Anamnese

Zu Beginn ist es wichtig zu erfragen, welche Art von Haarproblem vorliegt. In der Regel handelt es sich um Haarausfall (Effluvium) und/oder Haarlosigkeit (Alopezie). Die Zahl der täglich ausfallenden Haare kann einen Hinweis auf die zugrundeliegende Erkrankung geben. Ein Ausfall von bis zu 100 Haaren täglich ist normal. Hierbei sind jedoch jahreszeitliche Schwankungen und Gewohnheiten bei der Haarpflege zu berücksichtigen. Ein verstärktes Effluvium ist vor allem im Herbst zu beobachten, wohingegen im Winter relativ wenig Haare ausfallen. Patienten, die täglich Haare waschen, verlieren regelmäßig etwa gleich viele Haare. Bei Menschen, die nur einmal wöchentlich Haare waschen, kann der wahrgenommene Haarverlust an diesen Tagen stark erhöht sein, ohne daß krankhafte Veränderungen vorliegen müssen.

Weitere Fragen sollten Ekzeme und Pruritus der Kopfhaut, Lokalisation des Haarverlustes (frontotemporal, parietal, okzipital), Ausdehnung des Haarverlustes (diffus, kreisrund), Familienanamnese, bisherige Episoden von Haarverlust und bekannte Haarerkrankungen erfassen.

Erkrankungen anderer Organsysteme können Haarverlust bedingen. Insbesondere Störungen der Schilddrüsenfunktion oder Eisenmangel sind oft mit verstärktem Haarausfall assoziiert.

	Indikation	Beurteilung	Aussagekraft
Klinischer Epilationstest	Effluvium, Alopezie	Haarverlust erhöht/normal	Hinweis auf erhöhtes Effluvium bzw. Akuität
Trichogramm	Unklares Effluvium, Alopezie, Verdacht auf Trichotillomanie	prozentualer Anteil einzelner Wurzelformen	Aktivität des Effluviums, Hinweis auf Intensität der einwirkenden Noxe
Phototrichogramm	Nur in klinischen Studien zu haarwachstumsfördernden Mitteln	Ratio wachsende/nichtwachsende Haare	Veränderung der Anagen-Telogen-Ratio
Lichtmikroskopie des Haarschaftes	Verdacht auf Haarschaftanomalie	Schaftunregelmäßigkeiten, Schaftauflagerungen, Veränderungen der Kutikula	Klassifikation der Haarschaftanomalie
Rasterelektronenmikroskopie	Haarschaftanomalie, nur wenn Lichtmikroskopie nicht ausreicht	Schaftunregelmäßigkeiten, Schaftauflagerungen, Veränderungen der Kutikula	Genaue Klassifikation der zugrunde liegenden Haarschaftanomalie
Kopfhautbiopsie	Klinisch nicht klassifizierbare Haarerkrankungen, vernarbende Alopezien	Zahl und Einzelstruktur der Haarfollikel, entzündliche Infiltrate, destruktive Prozesse	Klassifikation der Haarerkrankung, Differenzierung der einzelnen vernarbenden Alopezien
Chemische Haaranalyse	Außerhalb der Gerichtsmedizin lediglich Geschäftemacherei	Bestimmung organischer und anorganischer Substanzen im Haarschaft	Außer dem Nachweis von Drogen keine Aussagekraft

Tab. 2.1: Zusammenfassung trichologischer Untersuchungsverfahren.

Wichtig ist die Frage nach **Medikamenten** (Tab. 2.2). So ist zum Beispiel Haarausfall nach Therapie mit Heparin oder Acitretin (Neotigason®) keine Seltenheit. Bei extrem toxischen Einflüssen durch Chemotherapie oder Vergiftungen ist die Schädigung der Haare so stark, daß diese innerhalb von ein bis drei Wochen abbrechen können. Anhand der angespitzt erscheinenden Haarwurzeln kann im Trichogramm (Haarwurzeluntersuchung) ein dystrophisches Effluvium als Ausdruck eines kurzfristig einsetzenden Haarausfalls durch eine starke Noxe nachgewiesen werden (Kap. 2.1.3.).

Bei Frauen mit Haarausfall sollte nach gynäkologischen Faktoren gefragt werden. Wichtig sind bei plötzlich aufgetretenem Haarausfall Ereignisse, die vor zwei bis vier Monaten einen vermehrten Übergang der Haare aus der Anagen- in die Telogenphase induziert haben könnten. Typischerweise gehören hierzu hormonelle Umstellungen wie Geburt eines Kindes, An- und Absetzen oraler Kontrazeptiva oder Einsetzen der Menopause. Mit Ausnahme der Menopause ist Haarausfall dieser Genese meist innerhalb weniger Monate auch ohne Therapie reversibel.

2.1.2. Klinische Untersuchung

Zunächst sollte durch Inspektion des Kapillitiums der Frage nachgegangen werden, ob eine Alopezie vorliegt. Einfach ist diese Frage zu beantworten, wenn scharf begrenzte Herde bei Alopecia areata vorliegen oder eine typische androgenetische Alopezie. Schwer zu objektivieren ist die Diagnose, wenn Patienten über diffusen Haarverlust klagen, der die zuvor dicht stehenden Haare ausgedünnt haben soll.

Bei bestehender Alopezie sollte darauf geachtet werden, ob ein vollständiger Haarverlust vorliegt, oder die Haare lediglich abbrechen, wie zum Beispiel bei Haarschaftanomalien wie Monilethrix, Kadaverhaaren bei Alopecia areata oder bei Tinea capitis.

Zu achten ist an der Kopfhaut auf Entzündungs-, Psoriasis- oder Ekzemzeichen. Sind in den haarlosen Arealen Follikelostien erhalten, so ist von einer

Analgetika/Antirheumatika	Diclofenac Indomethacin	Ibuprofen Naproxen
Antimykotika	Ketoconazol	
Antihypertensiva	ACE-Hemmer	
Antilipämika	Clofibrat Fenofibrat	Benzafibrat
Zytostatika	5-Fluorouracil Daunorubicin Methotrexat	Epirubicin Cyclophosphamid
Hormonpräparate	Androgene Bromocriptin	Anabolika Clomifen
Sonstige	Thyreostatika Retinoide: Vitamin A, Acitretin, Isotretinoin, Etretinat Interferone Antikoagulantien: Marcumar, Heparin Schwermetalle: Gold, Thallium Amiodaron Valproinsäure Antiepileptika Antidepressiva Antikonvulsiva Sedativa Psychopharmaka Antimalariamittel: Chloroquin, Hydroxychloroquin, Mefloquin H_2-Blocker d-Penicillamin	

Tab. 2.2: Medikamente, die zu verstärktem Haarausfall führen können (Auswahl).

nicht vernarbenden Alopezie auszugehen. Fehlen diese, liegt der Verdacht einer vernarbenden Alopezie nahe. Bei stoppeliger Kopfhaut ist an die Trichotillomanie, das zwanghafte Ausreißen von Haaren, zu denken.

Zur Verifizierung eines erhöhten Haarausfalls kann der klinische Epilationstest durchgeführt werden (Abb. 2.1). Hierbei greift man mit der Hand ein Büschel Haare und zieht daran. Lassen sich auf diese Weise schmerzlos mehrere Haare an verschiedenen Stellen wiederholt epilieren, könnte ein telogenes Effluvium vorliegen.

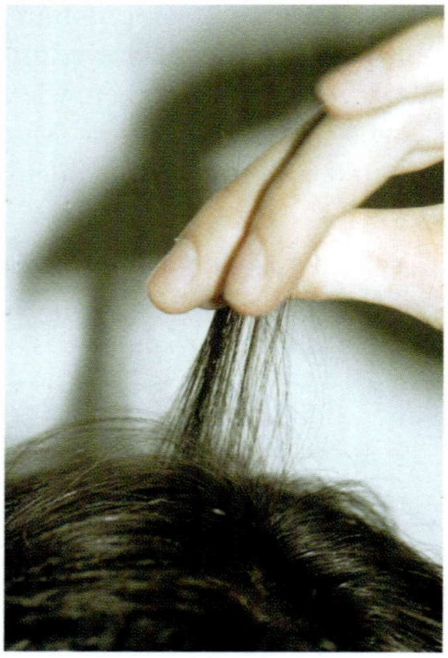

Abb. 2.1: Durchführung des klinischen Epilationstests.

Diese Methode liefert gewisse Hinweise, ist aber kein quantifizierbares Verfahren. Aufgrund der einfachen Durchführbarkeit und des geringen Zeitaufwandes ist der klinische Epilationstest ein geeignetes Verfahren, um sich über den vom Patienten angegebenen Haarausfall zu orientieren. Er sollte bei jeder Untersuchung durchgeführt werden. Neben der Erkenntnis für den Untersucher ist es für den Patienten wichtig, vom Arzt verstanden und ernstgenommen zu werden. Viele Patienten beklagen sich über Ärzte, die aus der Ferne mit flüchtigem Blick Diagnosen stellen. Zwar ist dies bei Alopecia areata oder bei androgenetischer Alopezie möglich, der Patient wünscht aber in der Regel, daß etwas genauer untersucht wird. Der klinische Epilationstest ist hierfür gut geeignet. Auffällig leicht epilierbare Haare sollten lichtmikroskopisch untersucht werden. Normalerweise würde man Telogenhaare (Abb. 2.9) erwarten. Zeigen sich jedoch viele Anagenhaare (Kap. 2.1.3; Abb. 2.6 und 2.7), so muß dem Verdacht auf ein loses Anagen-Haar-Syndrom (Kap. 6.2.3.) nachgegangen werden. Sind keine Haarwurzeln erkennbar, liegt der Verdacht einer Haarschaftanomalie mit erhöhter Brüchigkeit vor.

2.1.3. Trichogramm

Das Trichogramm dient der mikroskopischen Differenzierung und Quantifizierung der verschiedenen Haarwurzelformen.

Es kann bei folgenden Indikationen eingesetzt werden:

- zur Objektivierung und Typisierung eines verstärkten Haarausfalls (Effluvium)
- zur Aktivitätsbestimmung und Prognosestellung bei Alopezien
- zum Nachweis einer Trichotillomanie

Die Indikation zur Durchführung eines Trichogramms ist im Prinzip bei jedem Patienten gegeben, der sich neu mit Haarproblemen vorstellt.

Das Trichogramm kann Aufschluß über das Vorliegen eines erhöhten Haarausfalls und gegebenenfalls über die Akuität und den Schweregrad der einwirkenden Noxe geben. Die Ursache des Haarausfalls kann damit aber oft nicht eingegrenzt werden.

Nach bisheriger Auffassung ist zur standardisierten Interpretation der Befunde beim klassischen Trichogramm eine Haarwaschkarenz von 5 Tagen einzuhalten. Liegt das letzte Haarewaschen nur 1-2 Tage zurück, könne sich ein zu niedriger Anteil an locker sitzenden Telogenhaaren und damit die Gefahr falsch negativer Befunde ergeben. Die Haarwaschkarenz von 5 Tagen stellt für viele Patienten jedoch eine kaum zumutbare Belastung dar, da bei ihnen die Haare nach 1-2 Tagen so stark nachfetten, daß es zu einem unästhetischen Erscheinungsbild und zu Kopfhautjucken kommt. Entscheidend für die Reproduzierbarkeit der Ergebnisse und die Aussagekraft des Trichogramms sind konstant gehaltene Epilationsbedingungen, die intraindividuelle Verlaufskontrollen möglich machen. Uns erscheint eine Haarwaschkarenz von 2 Tagen ideal.

Beim klassischen Trichogramm sind zwei bis drei Epilationen durchzuführen. Bei der **androgeneti-**

schen Alopezie sollte die Epilation in einem sich lichtenden Kopfhautareal, also

- frontotemporal (Geheimratsecken)
- parietal (links und rechts des Mittelscheitels) oder
- im Vertexbereich (Tonsur)

erfolgen. Als klinisch nicht betroffenes Kontrollareal dient der Okzipitalbereich (Abb. 2.2, Abb. 2.3).

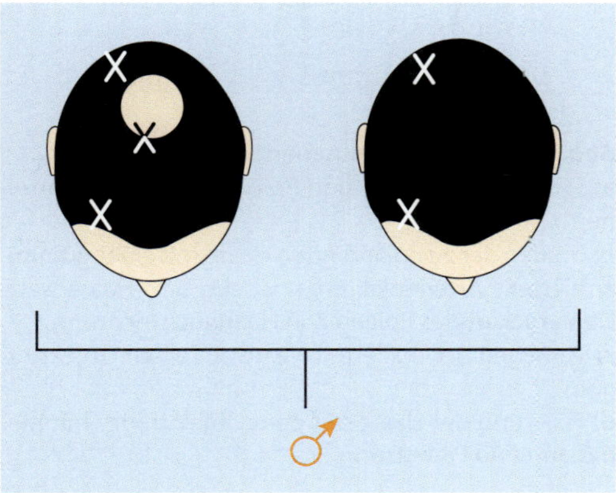

Abb. 2.2: Trichogrammentnahmestellen bei androgenetischer Alopezie des Mannes.

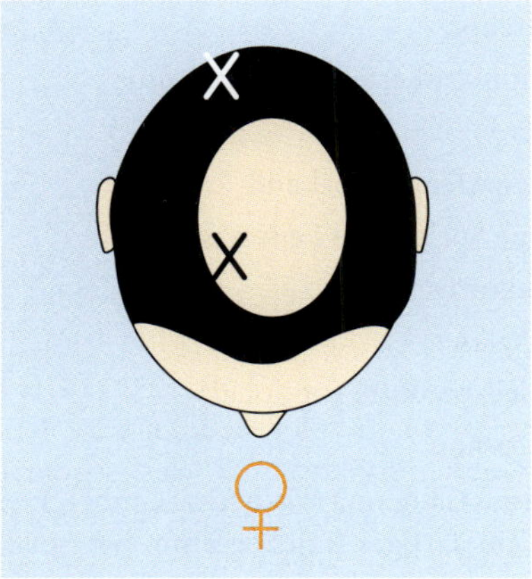

Abb. 2.3: Trichogrammentnahmestellen bei androgenetischer Alopezie der Frau.

Bei der **Alopecia areata** sollte eine Epilation aus dem Randbereich eines haarlosen Bezirkes erfolgen, die Kontrollepilation wird aus einem nicht betroffenen Bereich der kontralateralen Kopfseite durchgeführt (Abb. 2.4).

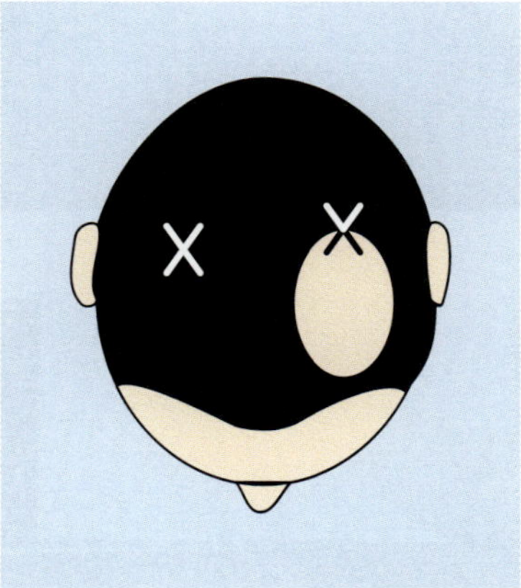

Abb. 2.4: Trichogrammentnahmestellen bei Alopecia areata.

Bei diffusem Effluvium oder diffuser Alopezie sollten Haare von parietal und okzipital epiliert werden.

Die Epilationsstellen sind genau zu vermerken, am besten auf einer Skizze oder einem Vordruck.

Die Qualität der Befunde ist abhängig von richtig gewählten Epilationsorten, geeignetem Werkzeug, der Epilationstechnik und korrekter Präparation der epilierten Haare (Abb. 2.5).

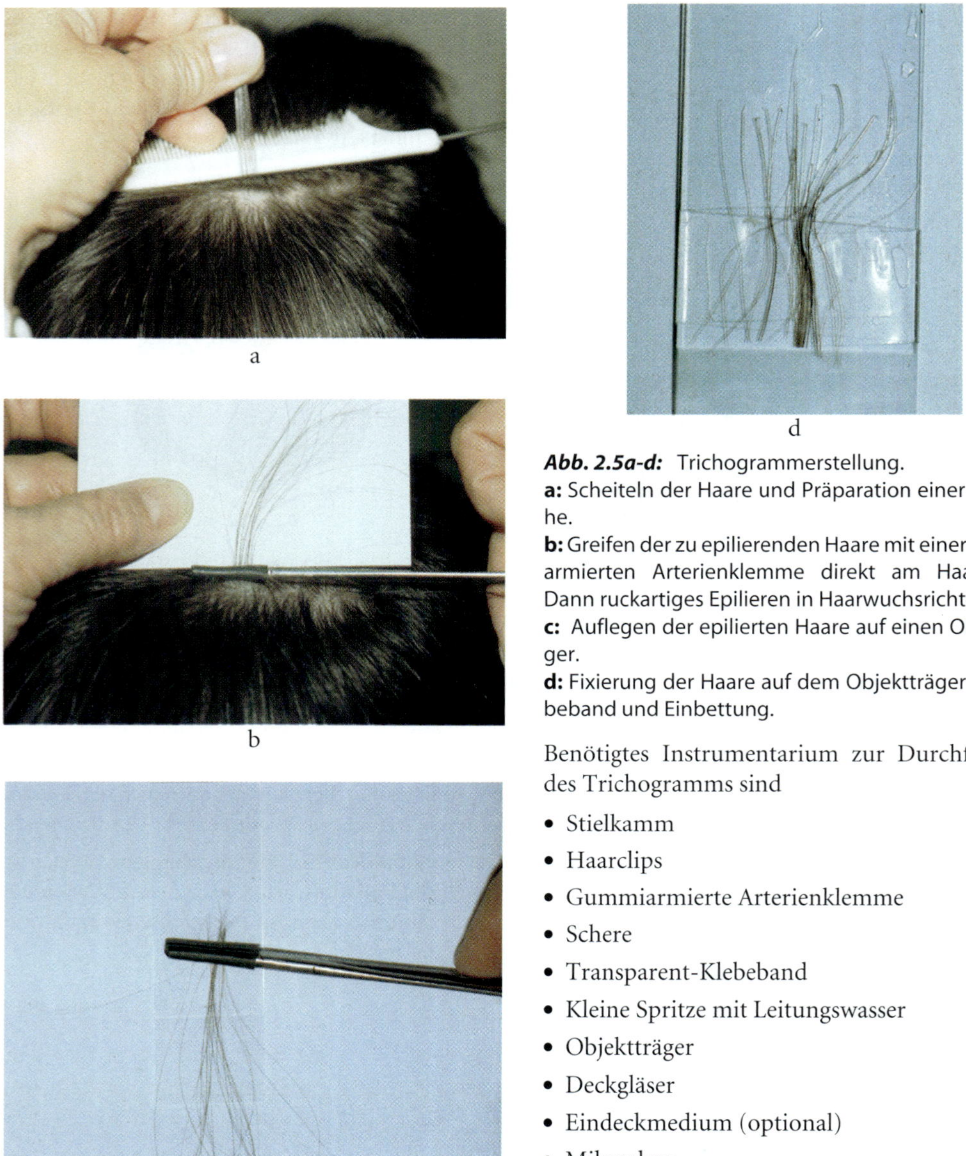

a

b

c

d

Abb. 2.5a-d: Trichogrammerstellung.
a: Scheiteln der Haare und Präparation einer Haarreihe.
b: Greifen der zu epilierenden Haare mit einer gummiarmierten Arterienklemme direkt am Haaransatz. Dann ruckartiges Epilieren in Haarwuchsrichtung.
c: Auflegen der epilierten Haare auf einen Objektträger.
d: Fixierung der Haare auf dem Objektträger mit Klebeband und Einbettung.

Benötigtes Instrumentarium zur Durchführung des Trichogramms sind

- Stielkamm
- Haarclips
- Gummiarmierte Arterienklemme
- Schere
- Transparent-Klebeband
- Kleine Spritze mit Leitungswasser
- Objektträger
- Deckgläser
- Eindeckmedium (optional)
- Mikroskop

Die Firma Galderma (Galderma GmbH, Freiburg) bietet ein fertiges Trichogramm-Set sowie Trichogramm-Kurse zur Erlernung der notwendigen Techniken an.

Zunächst wird die Patientin oder der Patient darüber aufgeklärt, daß etwa 50 Haare ruckartig epiliert werden und daß mit einem kompletten Wiederwachstum der Haare zu rechnen ist.

Mit Hilfe der Haarclips wird ein passendes Kopfhautareal freigelegt, eine dichte Reihe von Haaren mit der Arterienklemme knapp über der Kopfhaut gegriffen und dann kräftig und ruckartig in Austrittsrichtung der Haare epiliert (Abb. 2.5).

Die Haare dürfen nicht als Büschel gegriffen werden, sonst kommt es zu sichtbaren kahlen Stellen. Die Präparation einer **Reihe** von Haaren hinterläßt keine sichtbaren Kahlstellen und vermindert den notwendigen Epilationszug.

Die Haare müssen **unbedingt** in Wuchsrichtung epiliert werden, sonst brechen sie ab. Nur im Mittelscheitel- und Vertexbereich treten die Haare im 90°-Winkel, also senkrecht zur Kopfhaut aus. An der übrigen Kopfhaut handelt es sich meist um einen 45°- bis 60°-Winkel, insbesondere parietal und okzipital. Durch Beachtung der Wuchsrichtung läßt sich ein Abbrechen der Haare vermeiden. Abgebrochene Haare finden sich meist im Okzipitalbereich, weil dort oft fälschlicherweise senkrecht zur Kopfhaut epiliert wird, anstatt nach kaudal. In der Regel handelt es sich bei abgebrochenen Haaren um fest verankerte Anagenhaare.

Die epilierte Haarreihe wird auf den Objektträger gelegt, mit Transparent-Klebeband fixiert und erst dann abgeschnitten (Abb. 2.5). Die Haare können nun problemlos mehrere Tage bis zur Analyse der Wurzeln gelagert werden.

Bei sofortiger Analyse reicht ein Tropfen Wasser und ein Deckgläschen. Eine Archivierung des Präparates kann durch ein Eindeckmedium (Eukitt®) erfolgen.

Die mikroskopische Wurzelanalyse erfolgt bei einer 20-40fachen Vergrößerung. Die drei physiologischen Zyklusphasen Anagen, Katagen und Telogen sind entsprechend ihrer Dauer zu verschiedenen Anteilen im Trichogramm zu finden. Auch können manchmal dystrophische Haare und andere Haarwurzelformen im Trichogramm identifiziert werden.

Anagenhaare

Anagenhaare kommen auf dem Objektträger meist mit gebogener Wurzelspitze zu liegen und können an Golfschläger erinnern (Abb. 2.6). Sie weisen in der Regel eine Wurzelscheide auf (Abb. 2.6), manchmal jedoch nicht (Abb. 2.7). Ob es sich bei den wurzelscheidenlosen Anagenhaaren um eine Variante des Normalen oder um eine pathologische Veränderung handelt, ist nicht endgültig geklärt. Beim Losen-Anagen-Haar-Syndrom finden sich nahezu alle Haare ohne Wurzelscheide.

Insgesamt sollten **über 80 %** der epilierten Haare im Anagenstadium sein. Ist ihr Anteil niedriger, und die Rate der Telogen- oder dystrophischen Haare entsprechend höher, weist dies auf einen verstärkten Haarausfall hin, der zur Alopezie führen kann.

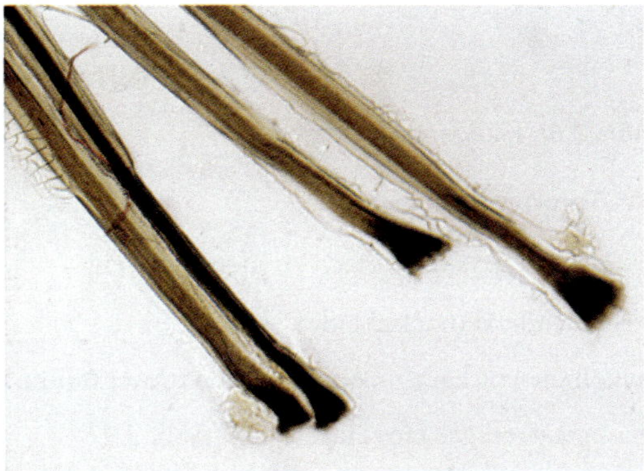

Abb. 2.6: Anagenhaare mit Wurzelscheide.

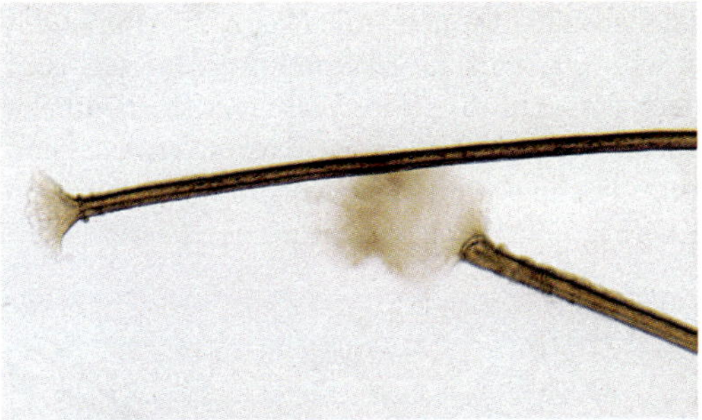

Abb. 2.7: Anagenhaare ohne Wurzelscheide.

Katagenhaare

Katagenhaare sind **mit 1-3 %** selten zu sehen, da diese Phase ein Übergangsstadium darstellt, das maximal 1-2 Wochen dauert. Morphologisch sind Katagenhaare eine Mischung aus Anagen- und Telogen-Haar: Sie tragen eine Wurzelscheide wie ein Anagenhaar, Schaft und Bulbus sind jedoch fast schon so starr und keratinisiert wie beim Telogenhaar (Abb. 2.8). Ein erhöhter Anteil von Katagenhaaren (>3 %) deutet auf eine aktuelle und intensive Schädigung der Haarwurzeln hin, die zum gleichzeitigen Übertritt vieler Haare vom Anagen ins Katagen geführt hat.

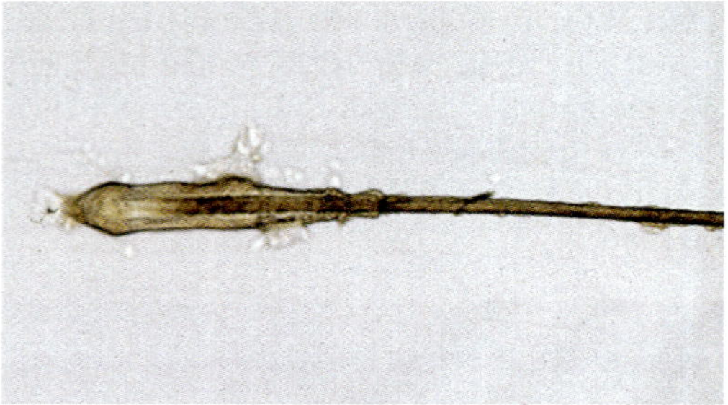

Abb. 2.8: Katagenhaar.

Telogenhaare

Telogenhaare sind einfach zu identifizieren:

- Fehlende Wurzelscheide
- kolbenartig keratinisierter, pigmentloser Bulbus
- ein starrer, gerader Haarschaft (Abb. 2.9)

Das Telogen ist ein Ruhestadium, das dem natürlichen Ausfall des Haares vorausgeht. Die Dauer beträgt etwa 2-4 Monate. Alle Haare, die schmerzlos ausgezogen und ausgekämmt werden oder sich nach der Kopfwäsche im Waschbecken sammeln, befanden sich im Telogen. Normalerweise sind beim Trichogramm **weniger als 20 %** der epilierten Kopfhaare im Telogenstadium.

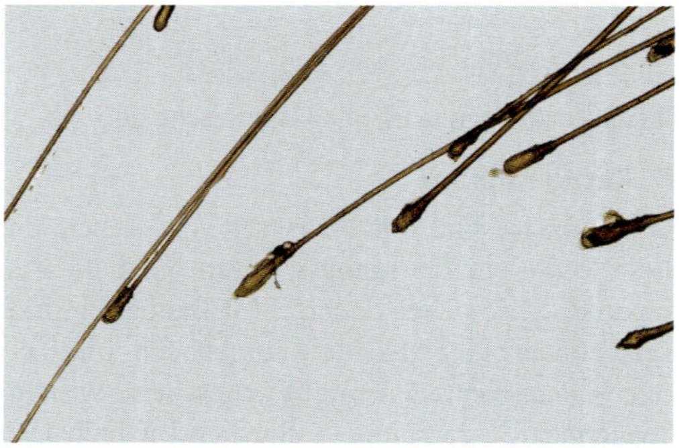

Abb. 2.9: Telogenhaare.

Dystrophische Haare

Dystrophische Haare sehen aus wie ein Ausrufezeichen oder ein gespitzter Bleistift (Abb. 2.10). Die Form ergibt sich daraus, daß eine relativ starke Noxe innerhalb von 1-2 Wochen die Haarmatrixzellen so geschädigt hat, daß nur noch ein verschmächtigter Haarschaft gebildet wird. Dieser ist beim Epilationszug die Sollbruchstelle.

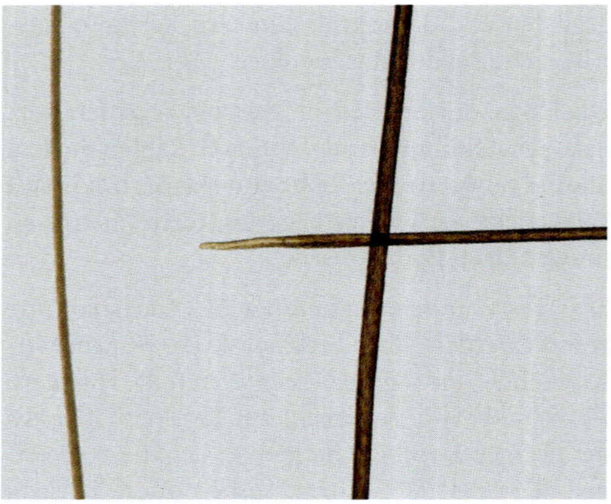

Abb. 2.10: Dystrophisches Haar.

Interpretation des Trichogramms

Eine Interpretation des Trichogramms sollte nur in der Zusammenschau mit Anamnese und Kenntnis des klinischen Bildes erfolgen. Liegt der Anteil der Telogenhaare höher als 20 %, deutet dies auf einen verstärkten Haarausfall hin, der eine Alopezie nach sich ziehen kann. Telogenraten von bis zu 50 % können bei sehr aktiver androgenetischer Alopezie, bei starkem symptomatischen Effluvium oder auch bei starker Alopecia areata zu finden sein. Je höher der Anteil an Telogenhaaren, desto häufiger finden sich auch dystrophische Haare.

Allerdings gibt es auch Patienten, die erhöhte Telogenraten aufweisen und trotzdem ein dichtes Haarkleid tragen und keine Alopezie entwickeln. Eine einfache Erklärung gibt es hierfür nicht. Selbst wenn man eine extrem kurze Anagenphase von nur 2 Jahren einer extrem langen Telogenphase von 5 Monaten gegenüberstellt, errechnet sich daraus lediglich der obere Normwert für den Anteil von Telogenhaaren im Trichogramm, nämlich 20,8 % (5/24 Monate). Ursächlich kann das Vorliegen des sogenannten **chronisch telogenen Effluviums** sein (Kap. 6.2.2.). Diese von Whiting 1996 beschriebene Erkrankung ist durch einen erhöhten Haarumsatz mit hohen Telogenraten im Trichogramm gekennzeichnet. Betroffen sind meist Frauen im mittleren Alter, oft mit sehr dichtem Haar, die plötzlich diffusen Haarverlust bemerken. Diese Erscheinung ist chronisch und besteht oft viele Jahre. Der Haarverlust beunruhigt die Patientinnen meist sehr. Trotz starken Haarausfalls entwickeln die Frauen jedoch meist keine Lichtung der Kopfhaare.

Auch weiß man, daß manche Menschen in Abhängigkeit von der Jahreszeit periodisch vermehrt Haare verlieren. Das Maximum dieses "Fellwechsels" liegt meist in den Monaten August, September und Oktober, das Minimum des Haarverlustes im Dezember, Januar und Februar. In einer longitudinalen Studie zeigten Courtois und Mitarbeiter, daß 4 von 10 französischen Testpersonen über mehrere Jahre hinweg dieser Einjahres-Periodizität folgten. Bei weiteren 4 Männern waren die Perioden kürzer als ein Jahr, und nur 2 von 10 Männern wiesen unregelmäßige Trichogramm-Schwankungen auf. Entscheidende Faktoren für die spätsommerlich gehäuften Übergänge vom Anagen ins Telogen waren dabei wahrscheinlich Intensität und Dauer der vorausgegangenen Sonnenbestrahlung. Aufgrund dieser Kenntnisse sind also höhere Telogenraten im Spätsommer und Herbst nicht immer Zeichen einer Haarschädigung, sondern können Ausdruck einer jahreszeitlichen Periodizität sein. Wichtig ist, die Patienten auf diese Phänomene aufmerksam zu machen. Nicht jeder Haarausfall muß zur Haarlosigkeit führen.

Dystrophische Haare sind immer pathologisch, insbesondere wenn ihr Anteil über 4 % beträgt. Häufigste Ursachen eines massiven dystrophischen Effluviums sind Chemotherapien oder der starke Schub einer Alopecia areata. Beide Störungen können innerhalb von 1-3 Wochen zum Verlust fast aller Kopfhaare führen. Verschont bleiben zunächst lediglich die metabolisch bereits inaktiven Telogenhaare, die jedoch in den folgenden Wochen auch ausfallen werden. Daraus ergibt sich, daß dystrophische Haare zum Zeitpunkt der Schädigung im Anagenstadium waren.

2.1.4. Phototrichogramm

Mit Hilfe des Phototrichogramms können ähnliche Erkenntnisse wie mit dem klassischen Trichogramm gewonnen werden. Dieses Verfahren ist allerdings in der Durchführung aufwendig und sollte speziellen Fragestellungen vorbehalten bleiben.

Beim Phototrichogramm werden die Haare in einem definierten Areal auf etwa 1 mm Länge geschoren und mittels Makrophotographie dokumentiert (T_0/1 mm). Im Anschluß werden alle Haare auf Kopfhautniveau rasiert und das Areal wird nochmals photographiert (T_0/0 mm). Drei Tage später wird das gleiche Areal ein drittes Mal photographiert (T_3). Die Haare im Anagen sind mittlerweile etwa 1 mm lang geworden. Die Aufnahmen von Tag 0 mit 1 mm Haarlänge und Tag 3 werden dann verglichen (Abb. 2.11 und 2.12).

Bei gesunder Kopfhaut wird die Mehrzahl der Haare nach 3 Tagen um etwa 1 mm gewachsen sein - sie befinden sich also im Anagenstadium. Am Körper werden etwa 50 % der Haare nachgewachsen sein, wobei die Anagen- beziehungsweise Telogenrate je nach Körperregion sehr stark variieren kann. Haare, die nicht länger geworden sind, befinden sich im Telogen. Die Haare treten gewöhnlich in charakteristischen Zweier- und Dreier-Komplexen aus der Haut aus und hinterlassen so ein typisches Muster. Somit läßt sich jedes einzelne Haar auch nach 2-3 Tagen zuordnen (Abb. 2.12).

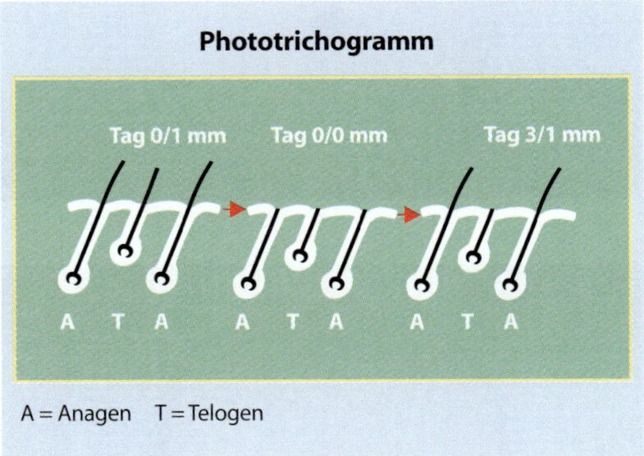

Abb. 2.11: Prinzip des Phototrichogramms.

Wesentlicher Vorteil des Phototrichogramms ist die in-vivo Beurteilung und das Vermeiden des schmerzhaften Epilierens. Gerade für Studien von Haarwuchsmitteln oder Epilationsmethoden ist es wesentlich, daß die in regelmäßigen Abständen beurteilten Haarfollikel nicht in ihrem Wachstumsverhalten durch Ausreißen das Haarschaftes traumatisiert werden.

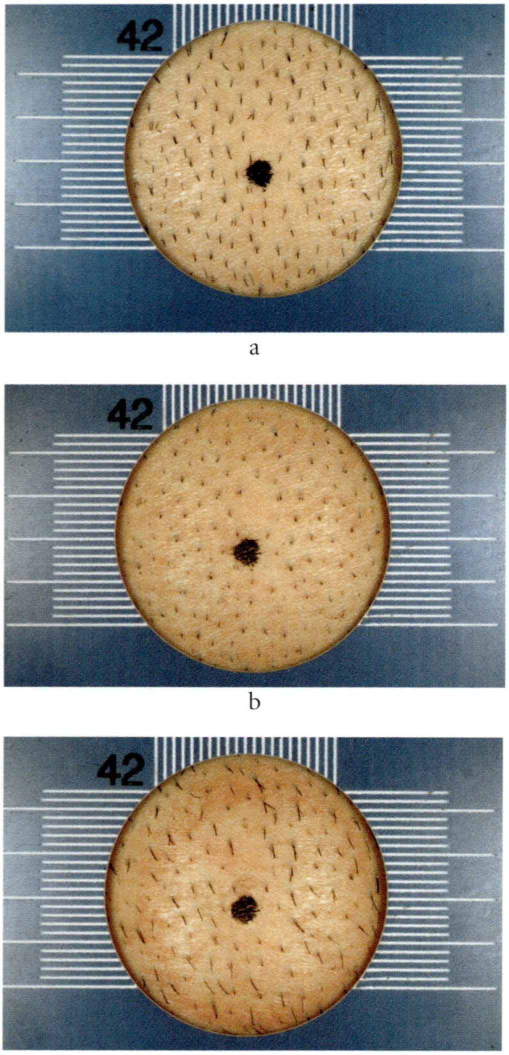

a

b

c

Abb. 2.12a-c: Phototrichogramm. **a:** Tag 0/1 mmm, **b:** Tag 0/0 mm, **c:** Tag 3/1 mm.

Ein Nachteil des Phototrichogramms ist, daß das Spektrum nicht wachsender Haare - Katagenhaare, Telogenhaare, dystrophische Haare - nicht differenziert werden kann. Ein weiterer Nachteil ist das für den Patienten zwar schmerzlose aber kosmetisch störende Scheren eines etwa pfenniggroßen Kopfhautareals. Zur Wiederfindung des immer gleichen Mittelpunktes ist eine Markierung mittels permanenter Farbe oder, in Studien, mittels Tätowierung nötig.

Der wesentliche Nachteil des Phototrichogramms ist der hohe technische, finanzielle und zeitliche Aufwand für Makrokamera, Filmentwicklung und Auswertung der Photographien. Daher wird das Phototrichogramm derzeit nur zu wissenschaftlichen Untersuchungen eingesetzt. Ein Beispiel für die Verwendung des Phototrichogramms stellt die Studie zur Beurteilung des Effektes von Finasterid (Propecia®) auf das Haarwachstum bei Patienten mit androgenetischer Alopezie dar. Mittlerweile werden beim Phototrichogramm auch digitale und computerisierte Aufnahme- und Auswertungsmethoden verwendet, wie zum Beispiel beim Trichoscan® System.

2.1.5. Mikroskopie der Haarschäfte

Die mikroskopische Untersuchung der Haarschäfte sollte dann erfolgen, wenn der Verdacht auf eine Haarschaftanomalie besteht. Zur Untersuchung des Haarschaftes werden 10-20 Haare aus einem betroffenen Areal knapp über der Kopfhautoberfläche abgeschnitten. Diese Haare werden möglichst parallel zueinander in Längsrichtung auf einem Objektträger positioniert und mit Wasser, oder besser Fixierlösung (z.B. Eukitt®), sowie einem Deckglas bedeckt. Der Einschluß von Luftbläschen sollte vermieden werden, da die mikroskopische Untersuchung durch Brechungsartefakte gestört werden kann. Die Haare können dann über größere Abschnitte hinweg auf Torquierungen, Invaginationen, Knotenbildungen, Brüche, Auftreibungen oder Einschnürungen untersucht werden (Kap. 3.). Das Haar sollte bei bestimmten Fragestellungen nicht nur entlang des Schaftes untersucht werden. Der Querschnitt kann zum Beispiel beim Syndrom der unfrisierbaren Haare den Weg zur Diagnose weisen. Der sonst übliche runde oder längsovale Querschnitt ist hierbei aufgehoben und weist eine Nieren- beziehungsweise Bohnenform auf (Abb. 3.9a).

Häufig kann auch eine polarisationsmikroskopische Untersuchung notwendig werden. Polarisationsfilter ermöglichen die Beurteilung von Verdrehungen sowie Abweichnungen von den normalen runden oder ovalen Schaftquerschnitten. Physikalisches Prinzip ist der Wechsel der Lichtbrechung von der einen zur anderen Haarschaftseite im Schaftlängsverlauf.

Neben den typischen Schaftanomalien können aber auch Veränderungen der Kutikula oder Erscheinungen wie Verwitterung, Haarzylinder, kosmetisch bedingte Veränderungen, Luftblasenhaare, Verfilzung oder Bifurkation bei der lichtmikroskopischen Untersuchung erkannt werden.

Bei nicht klar klassifizierbaren Haarerkrankungen empfiehlt es sich, die Haarschäfte lichtmikroskopisch zu begutachten. Sollte der Verdacht auf eine Haarschaftanomlie bestehen und diese sich lichtmikroskopisch nicht nachweisen lassen, so muß im Einzelfall eine rasterelektronenmikroskopische Untersuchung erfolgen.

2.1.6. Rasterelektronenmikroskopie

Die Rasterelektronenmikroskopie (REM) ist eine Sonderform der Elektronenmikroskopie. Das zu untersuchende Objekt wird mit einem Elektronenstrahl zeilenweise abgetastet. Die Intensität der rückgestreuten Elektronen oder der vom Präparat aufgenommene Elektronenstrom steuert die Helligkeit eines Monitors, dessen Elektronenstrahl synchron zum Elektronenstrahl im REM abgelenkt wird. Somit ergibt sich eine Punkt-zu-Punkt-Zuordnung zwischen Objekt und Bild. Aufgrund des geringen Öffnungswinkels des Elektronenstrahls im REM haben die Bilder eine große Tiefenschärfe (Abb. 2.13).

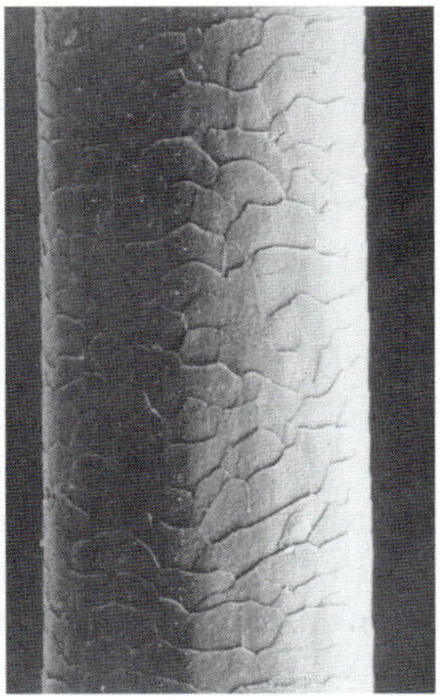

Abb. 2.13: Normales Haar in der Rasterelektronenmikroskopie.

Die Untersuchung mit dem REM ist sehr aufwendig und sollte nur speziellen Fragestellungen bei Haarschaftanomalien vorbehalten bleiben.

2.1.7. Histologische Diagnostik

Eine Kopfhautbiopsie sollte immer dann erwogen werden, wenn auf Grund des klinischen Bildes eine diagnostische Einordnung einer Haarkrankheit nicht eindeutig möglich ist.

Insbesondere bei den schwer zu differenzierenden vernarbenden Alopezien sollte immer eine Kopfhautbiopsie entnommen werden. Eine direkte Immunfluoreszenzuntersuchung kann diagnostisch hilfreich sein und sollte ebenfalls erfolgen (Kap. 6.4.).

Auch bei diagnostisch schwer einzuordnenden diffusen Alopezien ergibt sich die Indikation zur Kopfhautbiopsie. Differentialdiagnostisch kommen hier diffuse symptomatische Alopezien und die diffuse Alopecia areata in Betracht, die klinisch häufig kaum zu unterscheiden sind.

Weiterhin sinnvoll sind Kopfhautbiopsien bei Verdacht auf eine Trichotillomanie (Kap. 6.2.4.).

Eine Biopsie sollte nach Möglichkeit bis ins Fettgewebe reichen, um tief sitzende Anagenhaare vollständig zu erfassen. Am Kapillitium empfiehlt es sich, die Biopsie bis zur Galea aponeurotica vorzunehmen, da diese beim Verschluß des Defektes eine ideale Verschiebeschicht darstellt.

Eine gute Möglichkeit ist die Entnahme von zwei benachbarten Stanzbiopsien von 4 bis 6 mm Durchmesser. Geeignet sind auch spindelförmige Exzisionen mit longitudinaler Teilung des Exzidates zur vertikalen und horizontalen histologischen Aufarbeitung. Entscheidend für beide Methoden ist es, den Schnitt parallel zur Wuchsrichtung der Haare vorzunehmen, um möglichst wenige Haarfollikel durchzuschneiden (Abb. 2.14).

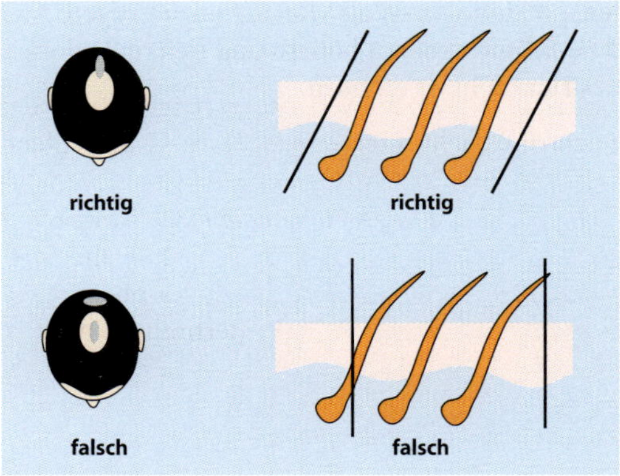

Abb. 2.14: Falsche und richtige Entnahme einer Kopfhautbiopsie.

Heutzutage wird empfohlen, das Exzidat in horizontale und vertikale Schnitte aufzuarbeiten (Abb. 2.15).

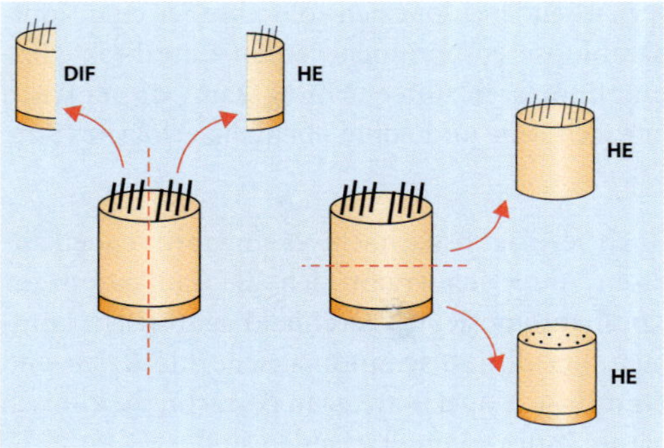

Abb. 2.15: Aufarbeitung der Kopfhautbiopsien in vertikale (links) und horizontale (rechts) Schnitte. HE = Hämalaun-Eosin-Färbung; DIF = Direkte Immunfluoreszenz.

Die horizontalen Schnitte bieten Aufschluß über

- Follikeldichte
- Anagen/Telogen-Ratio
- Haarschaftdurchmesser
- Haarschaftform
- Terminal/Vellushaar-Ratio

Besonders geeignet ist diese Schnittrichtung zur Beurteilung der Wulst-Region ("Bulge"), dem Sitz der Stammzellen des Haarfollikels auf Höhe der Insertion des Musculus arrector pili. In dieser Region spielt sich typischerweise die Entzündung bei vernarbenden Alopezien ab, im Gegensatz zur Alopecia areata, bei der das entzündliche Infiltrat im Bereich des Bulbus zu finden ist (Abb. 2.16). Aus diesem Grund sind die entscheidenden Schnittstufen auf Höhe der Wulst-Region anzufertigen. Andere Schnitte sollten höhere und tiefere Regionen des Haarfollikels erfassen.

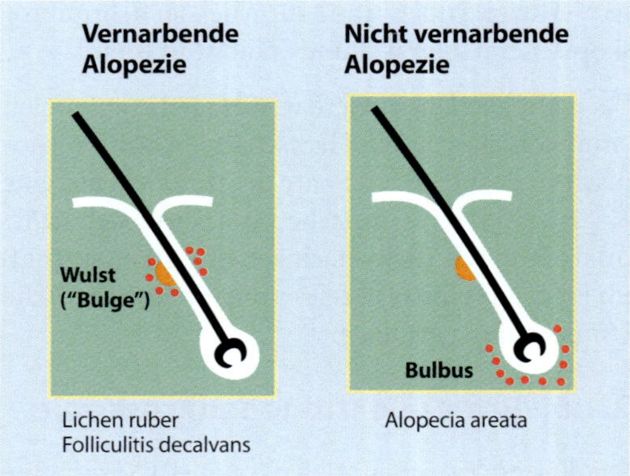

Abb. 2.16: Sitz des Infiltrates (rot) bei vernarbenden und nicht vernarbenden Alopezien.

Vertikale Schnitte sind insbesondere für die Beurteilung der Länge der Haarfollikel von Interesse.

Die Entnahme der Biopsie sollte

- bei narbigen und umschriebenen Alopezien stets aus dem betroffenen Randbereich entnommen werden. Somit sind sowohl gesunde als auch betroffene Areale im Exzidat
- stets tief in das subkutane Fettgewebe reichen, um die Follikel bis in die Tiefe zu erfassen
- stets an der Wuchsrichtung der Haare orientiert sein, um eine Dissektion von Haarfollikeln zu vermeiden.

2.1.8. Sonstiges

"Haaranalyse"

Der Begriff "Haaranalyse" ist äußerst vieldeutig und kann sowohl sinnvolle als auch sinnlose Untersuchungen bezeichnen.

Medizinisch indizierte morphologische Haaranalysen werden meist in Form des **Trichogramms** bei solchen Patienten durchgeführt, bei denen ein verstärkter Haarausfall (Effluvium) vermutet wird (Kap. 2.1.3.). Anhand der Struktur der Haarwurzeln können Anagenhaare, Telogenhaare und dystrophische Haare unterschieden werden. Bei einem Anteil von weniger als 80 % wachsender Anagenhaare und mehr als 20 % ruhender Telogenhaare ergibt sich der Hinweis auf einen übernormal starken Haarausfall mit der Gefahr der Ausbildung einer Haarlichtung (Alopezie).

In seltenen Fällen sind **lichtmikroskopische Analysen** der Haarschäfte angezeigt. Dies ist zum Beispiel dann der Fall, wenn ein Kind ähnlich wie Struwwelpeter unfrisierbare Haare aufweist (Kap. 3.2.5.). Ursache für das Syndrom der unfrisierbaren Haare sind Furchungen und spiralige Verdrillungen der Haarschäfte (Pili torti), so daß sich diese nicht aneinanderlegen können. Andere Indikationen für morphologische Haarschaftanalysen sind die Suche nach bambusartigen Verdickungen (Trichorrhexis invaginata) beim Netherton-Syndrom (Kap. 3.1.7.) oder nach perlschnurartigen Verdickungen bei Monilethrix (Kap. 3.1.1.).

Nur in ganz seltenen Fällen sind **biochemische Analysen** der Haarschäfte indiziert. Dies ist zum Beispiel dann der Fall, wenn aufgrund schwerster kindlicher Entwicklungsstörungen ein Menkes-Syndrom (Trichopoliodystrophie) vermutet wird. Hier findet sich im spärlichen, brüchigen und spiralig torquierten Haar ein stark verminderter Kupfergehalt, während er in den inneren Organen erhöht ist. Andererseits lassen sich aber zum Beispiel beim Morbus Wilson im Haar keine erhöhten Mengen an Kupfer nachweisen, obwohl eine exzessive Speicherung dieser Substanz im Körper vorliegt und zu schweren Krankheitserscheinungen führt. Bislang ist durch Studien nicht geklärt, welche der bislang 50 im Haar nachgewiesenen Einzelelemente einen Zusammenhang von Ablagerungen im Haar und möglichen Krankheitserscheinungen bei Über- oder Unterversorgung zeigen. Weiterhin sind bislang keine Grenz- oder Normalwerte für die Einzelsubstanzen beschrieben. Diese schwanken extrem, je nach Exposition im Beruf oder privatem Umfeld. Der Kontakt zu Schwermetallen von Personen, die in städtischen Bereichen mit hoher Abgasbelastung leben, unterscheidet sich drastisch zur Landbevölkerung. Inwieweit diese Substanzen über eine systemische Exposition von innen in die Haare gelangen oder sich von außen in die Haare einlagern, ist nicht geklärt. Nicht geklärt sind auch Einflüsse wie Geschlecht, Haarfarbe, Jahreszeit, Alter oder Haardurchmesser. Eine einheitliche Entnahmetechnik zur Vermeidung von Einflußfaktoren ist durch die meisten Unternehmen, die sich mit Haaranalysen beschäftigen, nicht gewährleistet, insbesondere bei postalischer Zusendung der Haare.

In der **Rechtsmedizin** kommen biochemische Untersuchungsmethoden der Haarschaftanalyse sinnvoll zur Anwendung. Wichtigste Beispiele sind der direkte und indirekte Nachweis von Drogen, Giften, Medikamenten und Schwermetallen. Besonders bei chronischer Exposition kann die Haaranalyse der Blut- oder Urinanalyse überlegen sein. Die Exposition über einen gewissen Zeitraum kann an der Konzentrationsverteilung über die Haarlänge abgeleitet werden. Das akute oder chronische Ausmaß einer individuellen Gesundheitsgefährdung kann hiermit jedoch nicht abgeschätzt werden.

Sinnvolle **Mineralstoffanalysen**, aus denen sich in unseren Breiten Ernährungstips herleiten lassen können, gibt es nicht. Die Seriosität der Institute, die derartige Analysen anbieten, zeigt sich zum Beispiel aus dem Befundbericht einer Patientin. Ein von ihr konsultiertes Labor für Ernährungsanalytik bestimmte zahlreiche Mineralstoffe aus ihrem Haar. Natürlich ergab sich ein hoher Anteil von "Toxinen" im Haar. Man empfahl eine Ernährungsumstellung ("Immun-Diät"). Die dafür notwendige Fibel und die entsprechenden Ernährungsergänzungen wurden vom gleichen Institut für teures Geld angeboten.

Fazit: Fast alle biochemischen Haaranalysen sind Geschäftemacherei ohne wissenschaftliche Grundlage. Eine Korrelation zwischen der Haarkonzentration eines Minerals oder Spurenelementes und dem entsprechenden Ernährungszustand ist nicht möglich.

Es sind leider immer wieder die gleichen Patienten, die solchen " Instituten" auf den Leim gehen: Larviert Depressive, die sich in hypochondrischer Projektion Luft machen. Den Schaden haben dabei zunächst die kräftig zur Kasse gelassenen Patienten selbst, und später die Krankenkassen und Ärzte, die sich mit abstrusen Theorien über immunologische Diäten und anderem Unsinn herumschlagen müssen.

Das Ziel der Ärzte sollte sein, diese Patienten aufzuklären und gegebenenfalls behutsam einer psychosomatischen Diagnostik und Therapie zuzuführen.

Serologische Untersuchungen

Je nach vorliegender Haarerkrankung sind unterschiedliche Laboruntersuchungen indiziert und sinnvoll. Im Einzelnen wird hierzu in den entsprechenden Kapiteln Stellung genommen.

Bei der klinisch eindeutigen androgenetischen Alopezie des Mannes sind keinerlei Laboruntersuchungen notwendig. Bei der Frau kann bei klinischen Androgenisierungserscheinungen und Zyklusstörungen die Bestimmung der Östrogene, Androgene sowie von LH und FSH im Serum sinnvoll sein. Die Beurteilung ist abhängig vom Monatszyklus.

Labordiagnostisch sollten bei diffuser Alopezie ein Blutbild, die Serumelektrolyte, Leber- und Nierenwerte, der TSH- und fT4-Wert, der Eisenspiegel und bei Frauen die Androgenwerte bestimmt werden. Da eine generalisierte Syphilis im Stadium II sowohl diffusen als auch regional akzentuierten Haarausfall induzieren kann, sollte sie serologisch ausgeschlossen werden. Optional sind die Bestimmung antinukleärer, mikrosomaler und antithyreoidaler Antikörper bei Alopecia areata.

Literatur

Barman JM, Astore I, Pecoraro V (1965) The normal trichogram of the adult. J Invest Dermatol 44:233-236

Bassukas ID, Hornstein OP (1989) Effects of plucking on the anatomy of the anagen hair bulb. A light microscopic study. Arch Dermatol Res 281:188-192

Braun-Falco O, Fischer C (1966) Über den Einfluß des Haarewaschens auf das Haarwurzelmuster. Arch Klin Exp Dermatol 226:136-143

Braun-Falco O, Heilgemeir GP (1977) Aussagewert der Haarwurzelstatusmethode. Hautarzt 28:136-139

Braun-Falco O, Rassner B (1965) Über den Einfluß der Epilationstechnik auf normale und pathologische Haarwurzelmuster. Arch Klin Exp Dermatol 223:501-508

Braun-Falco O, Zaun H (1962) Zum Wesen der chronischen diffusen Alopecie bei Frauen. Arch Klin Exp Dermatol 215:165-180

Chatenay F, Courtois M, Loussouarn G, Hourseau C (1996) Phototrichogram: an entirely automated method of quantification by image analysis. In: van Neste D, Randall VA (Hrsg) Hair Research for the Next Millenium, Elsevier, Amsterdam, pp. 105-108

Courtois M, Loussouarn G, Hourseau S, Grollier JF (1996) Periodicity in the growth and shedding of hair. Br J Dermatol 134:47-54

Elston DM, McCollough ML, Angeloni VL (1995) Vertical and transverse sections of alopecia biopsy specimens: Combining the two to maximize diagnostic yield. J Am Acad Dermatol 32:454-457

Hamm H, Traupe H (1989) Loose anagen hair of childhood: The phenomenon of easily pluckable hair. J Am Acad Dermatol 20:242-248

Hoffmann R (2001) Diagnostische Methoden bei Haarverlust. Kosmetische Medizin 172-179

Kligman AM (1961) Pathologic dynamics of human hair loss. I. Telogen effluvium. Arch Dermatol 83:175-198

Knauber J, Bahmer FA (1996) Trichogramme einfach gemacht. Akt Dermatol 22:42-43

Kruse-Jarres JD (1997) Interpretation von Haaranalysen: Rückschlüsse auf den Stoffwechsel unmöglich. Dt Ärztebl 94:B-1774

Maguire HC, Kligman AM (1964) Hair plucking as a diagnostic tool. J Invest Dermatol 43:77-79

Messenger AG (2000) Thyroid hormone and hair growth. Br J Dermatol 142:631-635

Nödl F, Zaun H, Zinn KH (1986) Gesteigerte Epilierbarkeit von Anagenhaaren bei Kindern als Folge eines Reifungsdefekts der Follikel mit gestörter Verhaftung von Haarschaft und Wurzelscheiden. Das Phänomen der leicht ausziehbaren Haare. Akt Dermatol 12:55-57

Orfanos CE (1991) Trichogramm. *In* Orfanos CE, Hrsg. Haar und Haarkrankheiten. Stuttgart New York: Gustav Fischer Verlag. S. 584-589

Paus R, Handjiski B, Czarnetzki BM (1994) Biologie des Haarfollikels. Hautarzt 45:808-825

Randall VA, Ebling FJG (1991) Seasonal changes in human hair growth. Br J Dermatol 124:146-151

Rushton DH, de Brouwer B, de Coster W, van Neste DJJ (1993) Comparative evaluation of scalp hair by phototrichogram and unit area trichogram analysis within the same subjects. Acta Derm Venereol (Stockh) 73:150-153

Ständer H, Traupe H, von Mühlendahl KE (1999) Haarausfall und Umwelteinflüsse. Dt Ärztebl 96:A 1571-1575

Van Neste DJ, de Brouwer B, De Coster W (1994) The phototrichogram: analysis of some technical factors of variation. Skin Pharmacol 7:67-72

Van Scott EJ, Reinertson RP, Steinmüller R (1957) The growing hair roots of the human scalp and morphologic changes therein following amethopterin therapy. J Invest Dermatol 29:197-204

Wagner HJ, Möller MR (1995) Asservierung von Haaren zum Nachweis chronischen Drogenkonsums. Dt Ärztebl 92:A-2978-2982

Whiting DA (1993) Diagnostic and predictive value of horizontal sections of scalp biopsy specimens in male pattern androgenetic alopecia. J Am Acad Dermatol 28:755-763

Whiting DA (1996) Chronic telogen effluvium: increased scalp hair shedding in middle-aged women. J Am Acad Dermatol 35:899-906

Wolff H (1996) Welche Aussagekraft besitzen chemische Haaranalysen. In: Arzneimittel-, Therapie-Kritik, Folge 4, Hans Marseille Verlag GmbH München, S. 857-858

Wolff H (1997) Trichogramm. In: Korting HC, Sterry W (Hrsg) Diagnostische Verfahren in der Dermatologie, Blackwell, Berlin, S. 249-252

Wolff H, Kunte C (1999) Trichorhizogramm und Phototrichogramm - ein Vergleich. Kosm Med 19:8-11

Zaun H, Ludwig E (1976) Zur Definition ungewöhnlicher Haarwurzeln im Trichogramm. Hautarzt 27:606-608

Haarschaftanomalien

3. Haarschaftanomalien

Veränderungen des Haarschaftes können exogen oder endogen sein, letzteres meist hereditär bedingt. Die Haarschaftanomalien werden nach der Fragilität eingeteilt, also Anomalien mit oder ohne Brüchigkeit der Haare (Tab. 3.1).

Haarschaftanomalien
mit verstärkter Haarbrüchigkeit
• Monilethrix
• Pseudomonilethrix
• Trichorrhexis nodosa
• Pili torti
• Trichothiodystrophie
• Trichorrhexis invaginata
ohne verstärkte Haarbrüchigkeit
• Pili anulati
• Pili pseudoanulati
• Wollhaar (Kräuselhaar)
• Erworbene progressive Haarkrümmung (Acquired progressive kinking of hair)
• Pili trianguli et canaliculi (Syndrom der unfrisierbaren Haare)
• Pili multigemini
• Pili bifurcati
Sonstige Schaftauffälligkeiten
• Luftblasenhaar
• Trichonodosis

Tab. 3.1: Haarschaftanomalien.

Die Diagnose von Haarschaftveränderungen ist in der Regel für den Geübten mikroskopisch am Einbettungspräparat schnell möglich (Kap. 2.1.5.). Allerdings sollte sich der Untersucher der extremen Variabilität normaler Haarschäfte bewußt sein. (Abb. 3.1)

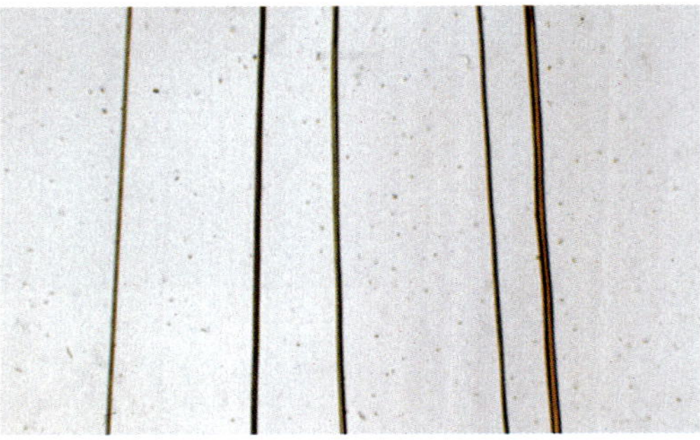

Abb. 3.1: Normale Haarschäfte in der Lichtmikroskopie.

Gegebenenfalls kann der Einsatz des Polarisationsmikroskopes erforderlich werden. Nur selten muß man auf die Rasterelektronenmikroskopie zurückgreifen (Kap. 2.1.6.). Weitere Untersuchungen wie Bestimmung der Aminosäuren-Zusammensetzung oder die Mineralstoffanalyse sollten erst bei Verdacht auf entsprechende Stoffwechselerkrankungen und nach anderen Untersuchungsverfahren erfolgen. Bei Säuglingen und Kleinkindern können Haarschaftauffälligkeiten erster Hinweis für hereditäre Stoffwechseldefekte sein.

3.1. Haarschaftanomalien mit erhöhter Brüchigkeit der Haare

3.1.1. Monilethrix

Synonym: Spindelhaar

Definition

Autosomal-dominant vererbte Erkrankung mit hoher Penetranz und sehr variabler Expressivität, gekennzeichnet durch regelmäßige Auftreibungen (Nodi) entlang des brüchigen Haarschaftes. Meist ausgeprägte Alopezie. Dazwischen erhöhte Fragilität.

Pathogenese

Punktmutation im Bereich des hochkonservierten *helix termination motif* der basischen Typ-II-Haarkeratine hHb1 beziehungsweise hHb6 auf Chromosom 12q13. Unterschiedliche Phänotypen können durch die bislang bekannten Punktmutationen erklärt werden. Hinweise für gestörtes Keratinfilamentnetzwerk in Haarkortexzellen als mögliche Ursache für erhöhte Haarfragilität.

Klinik

Das bei der Geburt unauffällige Haar wird in den ersten Lebensmonaten durch glanzloses, trockenes, sprödes und fragiles Haar ersetzt. Die in den Internodi abbrechenden Haare hinterlassen 0,5 bis 2,5 cm lange Stoppeln. Im Extremfall besteht Kahlheit (Abb. 3.2a). Die Alopezie ist zunächst meist auf Regionen stärkerer mechanischer Belastung, wie okzipital, begrenzt. Meist sind ein begleitendes Erythem und follikuläre Hyperkeratosen in den betroffenen Regionen sichtbar. Sämtliche Körperhaare einschließlich Wimpern, Augenbrauen und sekundärer Geschlechtsbehaarung können betroffen sein. Gehäuft finden sich auch andere Haarschaftanomalien wie Pili torti oder Trichorrhexis nodosa. Das männliche Geschlecht ist bevorzugt betroffen. Differentialdiagnostisch abzugrenzen sind Pseudomonilethrix, andere Haarschaftanomalien mit erhöhter Schaftbrüchigkeit und die mechanische Hinterhauptalopezie des Säuglings.

- Nagelveränderungen
  - Koilonychie
  - Platonychie
- Ektodermale Dysplasien
  - Juvenile Katarakt
  - Zahnanomalien
  - Mentale und somatische Retardierung
  - Epilepsie
  - Schizophrenie
  - Neurodegeneration

Tab. 3.2: Mögliche weitere Symptome bei Monilethrix.

Diagnostik

Im allgemeinen lassen sich die Veränderungen einfach lichtmikroskopisch diagnostizieren. Die Haare zeigen in Abständen von 0,7 - 1 mm perlschnurartig angeordnete, stärker pigmentierte Auftreibungen (Nodi). Dazwischen finden sich dünnere und hellere Regionen (Internodi), die abnorm brüchig sind. Die Nodi haben den Durchmesser von normalem Haar, die Internodi sind schmäler und marklos (Abb. 3.2b).

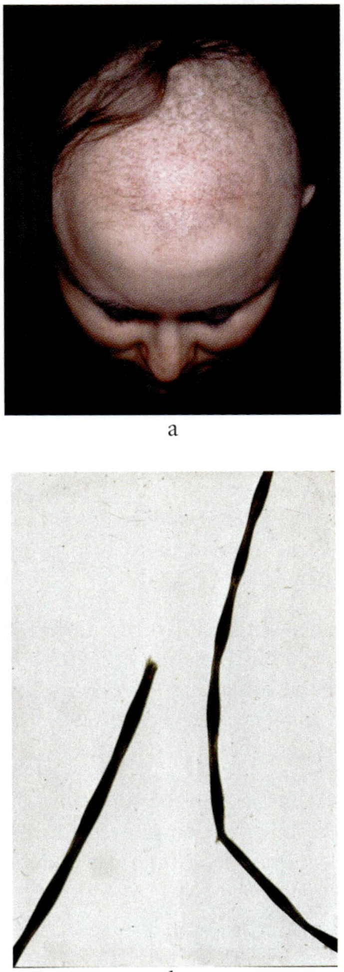

a

b

Abb. 3.2a+b: **a:** Frau mit Monilethrix. **b:** Lichtmikroskopie bei Monilethrix.

Therapie und Prognose

Eine kausale Therapie ist nicht bekannt. Meidung mechanischer und witterungsbedingter Belastung ist sinnvoll. Gelegentlich kommt es zu einer Besserung der Symptomatik im Laufe des Lebens.

3.1.2. Pseudomonilethrix

Definition

Entlang des Haarschaftes zeigen sich irregulär Auftreibungen mit erhöhter Schaftfragilität und daraus resultierender Alopezie.

Pathogenese

Der Erbgang wurde früher als autosomal-dominant angenommen. Heute wird eher von einem artefiziellen Phänomen ausgegangen.

Klinik

Klinisch ist eine gering ausgeprägte, diffuse Alopezie zu sehen, meist nur okzipital. Die Haare sind trocken, stumpf, unterschiedlich lang und schwer zu pflegen. Die Veränderungen bestehen nicht von Geburt an. Sie werden meist erst in der frühen Kindheit bemerkt.

Häufig finden sich an Pili torti erinnernde Schaftverdrehungen mit Variation der Rotation von 25° bis 200° ohne Abflachung des Haarschaftes oder bürstenartige Frakturen wie bei Trichorrhexis nodosa.

Eine Bevorzugung eines bestimmten Geschlechts oder einer ethnischen Zugehörigkeit wurde nicht beschrieben. Betroffen ist nur das Kapillitium.

Diagnostik

Lichtmikroskopisch zeigen sich in unregelmäßigen Abständen Verdickungen des Haarschaftes. Der Haarschaft zwischen den Auftreibungen weist eine normale Struktur und Dicke auf. Im Rasterelektronenmikroskop stellen sich die "Knoten" als optische Täuschungen heraus: Es handelt sich **nicht** um eine echte Volumenzunahme, sondern um quetschungsbedingte Einkerbungen mit dem Eindruck eines verbreiterten Schaftes.

Therapie und Prognose

Wie bei Monilethrix steht die Meidung jeglicher Traumatisierung im Vordergrund. Eine spezifische Therapie ist nicht bekannt.

3.1.3. Trichorrhexis nodosa

Definition

Häufigster Haarschaftdefekt mit erhöhter Schaftfragilität, durch Defekte der Kutikula oder der interzellulären Zementsubstanz.

Pathogenese

Defekte der Kutikula mit Verlust kortikaler Zellen und interzellulärer Zementsubstanz. Dadurch longitudinales Aufbrechen kortikaler Fasern.

Klinik

Die Betroffenen klagen zumeist über trockenes, glanzloses oder matt aussehendes Haar. Eine Alopezie ist nicht obligat. Bei genauer Betrachtung der Haare sind makroskopisch helle Knötchen im Bereich der Haarschäfte erkennbar.

Unterschieden werden angeborene und erworbene Typen. Bei der angeborenen Form kann der Haardefekt als einziges Symptom vorhanden sein und einige Monate nach der Geburt durch verstärkten Haarbruch und partielle Alopezie evident werden. Hier wird gelegentlich auch die Bezeichnung Trichorrhexis congenita verwandt. Gelegentlich werden assoziierte ektodermale Dysplasien mit Nagel- und Zahnveränderungen und Keratosis follicularis beobachtet. Das Vorkommen bei Menkes-, Bjoernstad-, Netherton-Syndrom und Ichthyosis congenita ist bekannt.

Ein sehr seltenes autosomal rezessives Syndrom ist die Trichorrhexis nodosa mit mentaler Retardierung und Argininsukzinylazidurie. Bei starker Ausprägung kommt es bereits in den ersten Lebensmonaten zu zerebraler Symptomatik mit Krämpfen, Muskelhypotonie, Koma und häufig zum Tod. Bei geringer ausgeprägtem Defekt stehen rezidivierende Bewußtseinsstörungen, neurologische Symptomatik und Schwachsinn im Vordergrund. Die Veränderungen bilden sich dann häufig erst im 2. Lebensjahr aus.

Meist jedoch ist die Trichorrhexis nodosa erworben als Folge eines kumulativen Haarschadens durch haarkosmetische Einflüsse, durch Trichotillomanie oder durch Kratzen bei juckenden Kopfhauterkrankungen. Möglicherweise liegt manchmal auch zusätzlich eine genetische Schwäche des Haarkeratins vor. Auch das saisonale Auftreten einer Trichorrhexis nodosa nach intensiver Sonneneinwirkung und Baden in Salzwasser ist bekannt. Hierbei ist meist das distale, "alte" Ende des Haarschaftes betroffen.

Bei Schwarzen ist zusätzlich eine proximale Form der Trichorrhexis nodosa häufig, welche sich insbesondere nach jahrelangem Glätten der Haare oder intensivem Bürsten einstellen kann. Meist besteht eine fleckförmige oder diffuse Alopezie des Kapillitiums.

Eine Assoziation mit anderen Haarschaftanomalien wird gelegentlich beobachtet.

Diagnostik

Die Diagnose ist lichtmikroskopisch einfach zu stellen. Im Bereich der makroskopisch erkennbaren Verdickungen des Haarschaftes sieht man "zwei ineinandergeschobene Pinsel" (Abb. 3.3). Eine rasterelektronenmikroskopische Untersuchung ist nicht erforderlich.

Abgegrenzt werden sollte die **Trichoptilose** (Haarspliß), die relativ häufig vorkommende Ausfransung am distalen Ende langer Haare als Folge zu intensiver haarkosmetischer Maßnahmen.

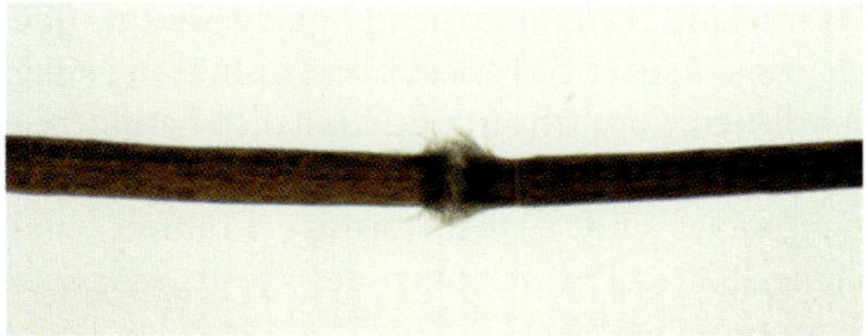

a

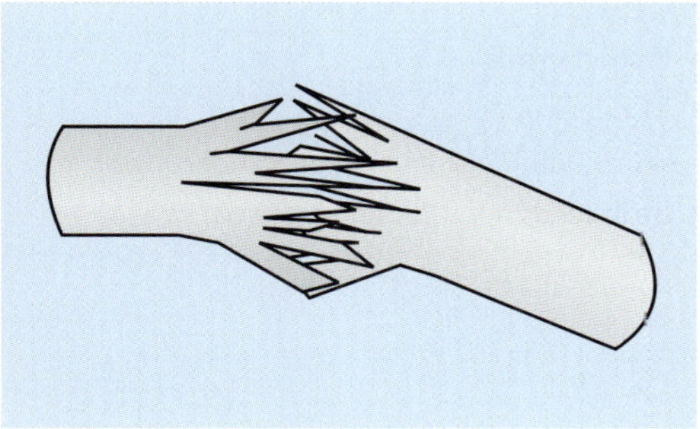

b

Abb. 3.3a+b: **a:** Lichtmikroskopie eines Haarschaftes mit Trichorrhexis nodosa.
b: Schema eines Haares mit Trichorrhexis nodosa.

Therapie und Prognose

Eine spezifische Therapie ist nicht bekannt. Bei der angeborenen Form und insbesondere bei erworbenen Formen der Trichorrhexis nodosa sind alle traumatisierenden Einflüsse zu reduzieren. Zu vermeiden sind haarkosmetische Maßnahmen wie Drehen, Toupieren, kräftiges Bürsten oder Kämmen, Dauerwellen, intensive Färbungen sowie chemisches oder physikalisches Glätten bei Schwarzen.

3.1.4. Pili torti

Synonyme: Torsionshaare, gedrehte Haare

Definition

Hierbei handelt es sich um abgeflachte Haarschäfte, die sich mit Winkeln von 90°, 180° oder 360° um ihre eigene Achse drehen. Die Verdrehungen treten häufig gruppiert (3-10) und in unregelmäßigen Abständen auf.

Bei den meisten Menschen kommen vereinzelt Haarverdrehungen vor, meist als Folge haarkosmetischer Eingriffe. Physiologisch sind sie bei Achsel- und Genitalhaaren. Für diese Haare sollte nicht der Begriff Pili torti verwendet werden.

Pathogenese

Unbekannt, auf ektodermale Dysplasien ist zu achten.

Klinik

Die betroffenen Kinder kommen in der Regel mit normalem Haar zur Welt, das frühestens nach drei Monaten, spätestens nach drei Jahren durch abnormales Haar ersetzt wird. Die Haare sind spröde, brüchig und im allgemeinen kürzer als 5 cm. Das in den Windungen reflektierte Licht läßt das Haar scheinbar verdickt und verdünnt, hell und dunkel aussehen und verleiht somit einen flimmernden, lamettaartigen Eindruck.

Die **klassischen Pili torti** manifestieren sich in der Kindheit. Betroffen sind häufiger Mädchen mit feinem, blondem Haar. Regionen mechanischer Belastung, wie okzipital und temporal, sind bevorzugt. Augenbrauen und Wimpern können auch Veränderungen aufweisen. Eine Besserung in der Pubertät wird beschrieben. Assoziierte Anomalien sind Zahn- und Nageldystrophie, Keratosis pilaris, Ichthyosis, Hornhauttrübung und Innenohrschwerhörigkeit.

Eine postpubertäre Variante (Beare-Syndrom) betrifft meist dunkle, grobe Haare und tritt bei beiden Geschlechtern gleich häufig auf. Mentale Retardierung ist hierbei häufig.

Erworbene Pili torti können bei narbiger Alopezie oder profunder Entzündung des Haarbodens auftreten. Im Randbereich, beziehungsweise im narbigen Areal, finden sich kurze, dicke Haare mit abgeflachtem Haarschaft und Torsionen.

Diagnostik

Die Diagnose ist lichtmikroskopisch, gegebenenfalls mit Polarisation gut möglich. Häufig wird dieser Haarschaftdefekt mit Monilethrix verwechselt, da die verdrillten Haare in der zweidimensionalen Darstellung den Eindruck von Kaliberschwankungen der Haarfaser erwecken. Haarfarbe und -dicke bleiben über die gesamte Länge der entsprechenden Haare gleichmäßig. Assoziierte Syndrome sollten ausgeschlossen werden.

Therapie und Prognose

Eine spezifische Therapie dieser Erkrankung ist nicht bekannt. Bei Kupfermangel kann Kupfer parenteral substituiert werden. Eine Besserung in der Pubertät wird häufig beobachtet.

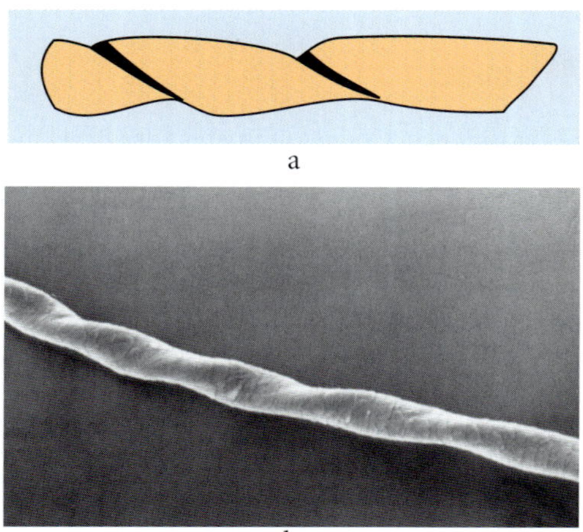

a

b

Abb. 3.4a+b: **a:** Schema eines Haares bei Pili torti. **b:** Rasterelektronenmikroskopie eines Haares bei Pili torti (REM durchgeführt von Dr. D. J. P. Ferguson, Nuffield Department of Pathology, University of Oxford).

3.1.5. Menkes-Syndrom

Synonyme: Trichopoliodystrophie, Menkes' kinky hair syndrome, Stahlhaarsyndrom

Definition

X-chromosomal-rezessives, neurodegeneratives Syndrom mit Kupfermangel durch intestinale Kupferresorptions- und -transportstörung.

Pathogenese

Die Kupferresorptions- und -transportstörung führt zu Kupfermangel und Störung kupferabhängiger Enzymsysteme vornehmlich im Gehirn und in der Leber. Der Kupfermangel ist im Serum meßbar. In nichthepatischen Organen kann es zur Kupferakkumulation kommen. Depigmentierung der Haare durch Fehlfunktion der kupferabhängigen Tyrosinase. Anstieg freier Sulfhydryl-Gruppen des Haares, somit Beeinträchtigung der Disulfidbrücken der Keratinmoleküle. Dadurch verstärkte Brüchigkeit der Haare.

Klinik

Bevorzugung des männlichen Geschlechts, erkennbar 1 - 5 Monate post partum. Die Veränderung der Haare ist häufig das erste Symptom. Die Haare sind extrem brüchig, pigmentarm und glanzlos. Aspekt von Glaswolle. Ausbildung einer spärlichen Kopfbehaarung. Zusätzlich häufig Trichorrhexis nodosa und Monilethrix. Weitere Erstsymptome sind Gedeihstörung, Krämpfe und mangelhafte Entwicklung des Visus. Andere Symptome sind:

- psychomotorische Retardierung
- Cutis laxa
- Hypothermie
- Minderwuchs
- skorbutähnliche Knochenveränderungen
- Intimadegeneration der Arterien

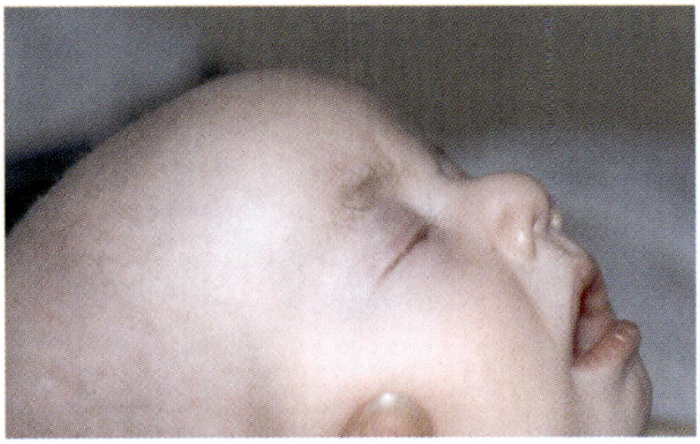

Abb. 3.5: Kind mit Menkes-Syndrom.

Diagnostik

Einen ersten Hinweis auf das Vorliegen eines Menkes-Syndroms kann die lichtmikroskopische Betrachtung der Haarschäfte erbringen. Die Bestimmung erniedrigter Kupfer- und Coeruloplasminspiegel im Serum und gegebenenfalls einer reduzierten Kupferoxidase-Aktivität im Serum kann die Diagnose bestätigen. Der Nachweis der abnormen Kupferakkumulation in nichthepatischen Organen ist anhand von Fibroblastenkulturen möglich. Bei heterozygoten Frauen finden sich oft lediglich diskrete Kupferstoffwechselstörungen und Pili torti, jedoch keine mentale Retardierung.

Therapie und Verlauf

Im allgemeinen verläuft diese Erkrankung bis zum 5. Lebensjahr tödlich. Bei milderen Verlaufsformen läßt sich durch parenterale, subkutane oder intravenöse Applikation von Kupferhistidinat eine Besserung der Haarbrüchigkeit, Haut- und Haarpigmentierung erreichen. Obwohl sich auf diese Weise die Serumspiegel von Kupfer in den normalen Bereich anheben lassen, sind die neurologischen Erscheinungen nicht vollständig reversibel.

Eine Übersicht zu den mit Pili torti assoziierten Syndromen gibt Tab. 3.3.

3.1.6. Trichothiodystrophie

Synonym: Schwefelmangelhaar

Definition

Seltene, angeborene Erkrankung mit äußerst brüchigem, schütterem Haar mit sehr geringem Schwefel- beziehungsweise Zystin-Gehalt. Charakteristisches polarisationsmikroskopisches Erscheinungsbild des Haares. Trichothiodystrophie definiert kein einzelnes Syndrom, sondern ist Teil verschiedener Syndrome.

Pathogenese

Autosomal-rezessiver Defekt des Schwefelmetabolismus mit typischem Erscheinungsbild des Haares. Assoziation mit verschiedenen neuroektodermalen Syndromen.

Klinik

Die Haare des Kapillitiums, der Augenbrauen und Wimpern sind spröde, schütter und oft kurz abgebrochen. Zum Teil unscharf begrenzte Alopezieherde. Die Haarschaftanomalie kann für sich alleine stehen, häufig sind jedoch neuroektodermale Symptome assoziiert (Tab. 3.4). Dazu gehören auch Defekte der DNS-Exzisions-Reparatur wie bei Xeroderma pigmentosum, jedoch ohne erhöhtes Risiko für Hauttumoren.

Syndrom	Symptomkomplex
BIDS-Syndrom	Brüchiges Haar, geistige Retardierung, verminderte Fertilität, Minderwuchs (brittle hair, intellectual impairment, decreased fertility, short stature)
IBIDS-Syndrom	Ichthyosis + BIDS
PIBIDS-Syndrom	Photosensitivität + IBIDS
SIBIDS-Syndrom	Osteosklerose + IBIDS
ONMR-Syndrom	Onychotrichodysplasie, chronische Neutropenie, gering ausgeprägte ("mild") geistige Retardierung

Tab. 3.4: Trichothiodystrophie als Teilaspekt von verschiedenen Syndromen.

Diagnostik

Lichtmikroskopisch zeigen sich zwei unterschiedliche Formen von Schaftfrakturen: Trichorrhexis nodosaartige Schaftbrüche und scharf begrenzte horizontale Frakturen, die die Kutikula und Haarrinde erfassen (Trichoschisis). Der Haarschaft selbst ist oft abgeflacht, was den Eindruck von Pili torti erwecken kann. Zusätzlich starke Witterungsschäden.

Syndrom	Genetik	Haaranomalien	Weitere Veränderungen
Klassische Pili torti (Ronchese)	Autosomal-dominant, -rezessiv, oder isoliert. Vornehmlich blonde Mädchen	Feine, kurze, abgebrochene, flimmernde, lamettaartige Haare	Zahn- und Nageldystrophie, Keratosis pilaris, Ichthyosis, Hornhauttrübung, Innenohrschwerhörigkeit, selten Schwachsinn
Beare-Syndrom	Autosomal-dominant	Pili torti bei dunklen, kräftigen Haaren. Fleckförmige Alopezie. Verlust von Augenbrauen und Wimpern. Spärliche Körperbehaarung	Mentale Retardierung, erhöhte Nagelfragilität
Menkes-Syndrom (Trichopoliodystrophie)	X-chromosomal-rezessiv (Xq12-q13) Kupferresorptions- und -transportstörung	Pili torti, spärliche, depigmentierte, fragile Haare, ähnlich Stahlwolle. Zum Teil Monilethrix. Trichorrhexis nodosa	Krämpfe, Visuseinschränkung, psychomotorische Retardierung, Minderwuchs, Hypothermie, skorbutartige Knochenveränderungen, Intimadegeneration der Arterien
Comèl-Netherton-Syndrom	Autosomal-rezessiv Chromosom 5q32	Trichorrhexis invaginata. Pili torti in 90 %	Ichthyosis linearis circumflexa (Comèl) oder kongenitale Erythrodermie. Atopie
Bjoernstad-Syndrom	Autosomal-rezessiv oder -dominant.	Pili torti	Neurosensorische Innenohrtaubheit
Braun-Falco-Landthaler-Syndrom	Unbekannt	Pili torti	Ichthyosis vulgaris, Taubheit, Zahnanomalien
Crandall-Syndrom	X-chromosomal-rezessiv	Pili torti	Neurosensorische Innenohrtaubheit, Hypogonadismus
Bazex-Syndrom	Autosomal-dominant	Pili torti. Kongenitale Hypotrichose an Kapillitium, Gesicht und Körper	Hypohidrosis, Milien, follikuläre dermale Atrophie, Basaliome
Salamon-Syndrom	Unbekannt	Pili torti	Zahn- und Nageldystrophie, viele Warzen, chronische Konjunktivitis
Familiäre Acne conglobata	Autosomal-dominant	Pili torti	Acne conglobata, Acne inversa, Katarakt
Rapp-Hodgkin-Syndrom	Autosomal-dominant	Pili torti, Pili canaliculi	Lippen-Kiefer-Gaumenspalte, Hypohidrotische ektodermale Dysplasie, Nageldysplasie, palmoplantare Keratosen, Hypospadie, gelegentlich Minderwuchs
Pachyonychia congenita Typ 2 (Jackson-Lawler)	Autosomal-dominant. Chromosom 12 und 17. Mutation des Keratin 6b und 17	Pili torti	Nagelverdickung, orale Leukokeratose, palmoplantares Keratoderm; Steatokystome nach der Pubertät

Tab. 3.3: Mit Pili torti assoziierte Syndrome.

Die Verdachtsdiagnose Schwefelmangelhaar läßt sich polarisationsmikroskopisch stellen. Auffallend sind Unregelmäßigkeiten der Schaftkontur. Typisch sind alternierende dunkle und helle Banden (Tigerschwanzmuster). Diese hellen und dunklen Banden reflektieren die abnorme, zickzackartige Orientierung der kortikalen Mikrofibrillen. In der Rasterelektronenmikroskopie sind zusätzlich schwerwiegende Kutikula- und Kortikalisdegenerationen zu erkennen. Die typische Anordnung der Kutikula fehlt nahezu am gesamten Haarschaft. Diese Veränderungen weisen auf einen fehlenden Schutz des Haares gegenüber Witterungseinflüssen aufgrund des Schwefelmangels hin.

Die Diagnose läßt sich erst durch Bestimmung des Schwefel- und Zystingehaltes von Haaren und Nägeln beweisen. Der Zystingehalt ist auf unter 50 %, der Schwefelgehalt kann bis auf 10 % des Normalwertes abgesunken sein. Serumspiegel für Schwefel, Zystin und Zystein sowie die Urinkonzentration an Schwefel sind im allgemeinen normal.

Therapie und Prognose

Kausale Behandlungsmethoden existieren nicht. Eine Meidung traumatisierender Einflüsse auf das Haar sollte im Vordergrund stehen. Die Prognose richtet sich nach den assoziierten neuroektodermalen Symptomen.

3.1.7. Trichorrhexis invaginata

Synonyme: Bambushaar, Comèl-Netherton-Syndrom

Definition

Charakteristische Haarschaftanomalie mit einer an Bambus erinnernden kugelgelenkartigen Invagination des Haarschaftes. Die Trichorrhexis invaginata ist Teilaspekt des Comèl-Netherton-Syndroms, einer seltenen erblichen ektodermalen Dermatose.

Pathogenese

Autosomal-rezessiv (Chromosom 5q32) vererbtes Comèl-Netherton-Syndrom. Ursächlich für die Haarschaftveränderungen ist ein Verhornungsdefekt. Die Ausbildung der Invagination kommt durch ein verstärktes Wachstum von Zellen der äußeren Wurzelscheide zustande. Sie drücken die Zellen der inneren Wurzelscheide nach innen.

Klinik

Klinische Trias aus:

- Erythemen an Stamm und Extremitäten, die eine zirzinäre, anuläre oder auch serpiginöse Anordnung mit doppeltem Schuppensaum aufweisen (Ichthyosis linearis circumflexa Comèl)
- atopischer Diathese
- Haarschaftanomalien

Zu den Haarschaftanomalien gehören Torsionen, Trichorrhexis nodosa und "Bambushaare". Das Kopfhaar ist trocken, glanzlos und brüchig. Typischerweise brechen die Haare wenige Zentimeter über dem Haarboden. Nicht alle Haare müssen betroffen sein. Assoziierte Immundefekte können auftreten.

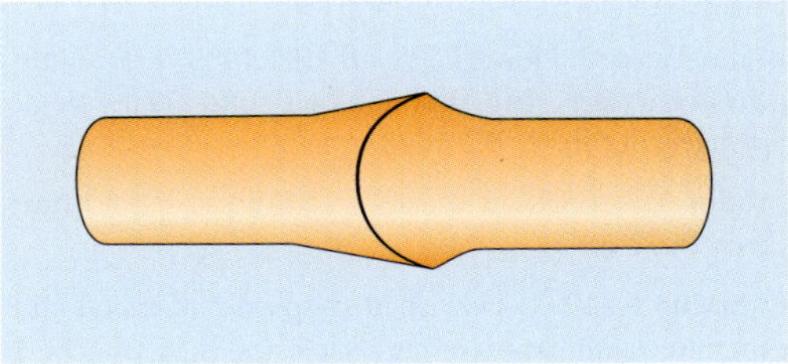

a

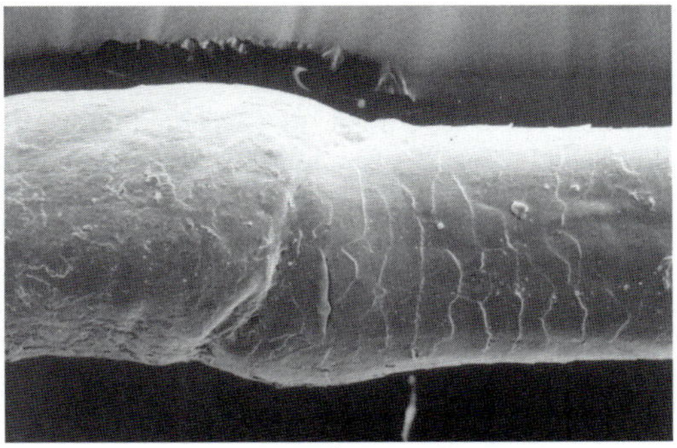

b

Abb. 3.6a+b: **a:** Schema eines Haares mit Trichorrhexis invaginata. **b:** Rasterelektronenmikroskopie eines Haares mit Trichorrhexis invaginata.

Diagnostik

Mikroskopisch finden sich die typischen Invaginationen, ähnlich einem Kugelgelenk, wobei die Pfanne proximal und die Kugel distal liegt. Nachweis der atopischen Diathese und ichthyosiformer Hautveränderungen. Im Urin kann eine vermehrte Ausscheidung von Argininbernsteinsäure beobachtet werden. Diagnostisch wegweisend sind manchmal erst die Augenbrauen, da sie durchweg betroffen sind. Pränatale Diagnostik ist möglich.

Therapie und Prognose

Eine symptomatische Behandlung der Hautveränderungen ist möglich. Mit steigendem Lebensalter ist häufig eine Besserung der Haarschaftveränderungen zu beobachten. Neben milden Verlaufsformen des Comèl-Netherton-Syndroms sind letal verlaufende Varianten mit schwerer, generalisierter, exfoliativer ichthyosiformer Erythrodermie beschrieben.

Literatur

Bentley-Phillips B (1991) "Monilethrix und Pseudomonilethrix" In: Orfanos CE. Haar und Haarkrankheiten. Gustav Fischer Verlag, Stuttgart New York, S. 447-465

Braun-Falco O, Plewig G, Wolff HH (1995) Erkrankungen der Haare. In: Dermatologie und Venerologie. Springer, Berlin, S. 992-1028

Brodin MB, Porter PS (1980) Netherton´s syndrome. Cutis 26:52-68

Camacho F (1997) Hair shaft dysplasias. General concept and classification of the dysplasias. In: Camacho F, Montagna W. Trichology. Aula Medica Group, Madrid, pp. 179-202

Camacho-Martinez F (1989) Localized trichorrhexis nodosa. J Am Acad Dermatol 20:696-697

Chavanas S, Garner C, Bodemer C, Ali M, Teillac DH, Wilkinson J, Bonafe JL, Paradisi M, Kelsell DP, Ansai S, Mitsuhashi Y, Larregue M, Leigh IM, Harper JI, Taieb A, Prost Y, Cardon LR, Hovnanian A (2000) Localization of the Netherton syndrome gene to chromosome 5q32, by linkage analysis and homozygosity mapping. Am J Hum Genet 66:914-21

Danks DM, Cartwright E, Stevens BJ (1973) Menkes´ steely hair (kinky-hair) disease. Lancet 1:1100-1102

DeBerker DAR, Ferguson DJP, Dawber RPR (1993) Monilethrix: a clinicopathological illustration of a cortical defect. Brit J Dermatol 128:327-331

Ferrando J, Fontarnau J, Rodríguez-Pichardo A (1993) Is pseudomonilethrix an artifact? Int J Dermatol 29:380-381

Itin PH, Sarasin A, Pittelkow MR (2001) Trichothiodystrophy: Update on the sulfur-deficient brittle hair syndromes. J Am Acad Dermatol 44:891-920

Ito M, Ito K, Hashimoto K (1984) Pathogenesis in trichorrhexis invaginata (bamboo hair) J Invest Dermatol 83:1-6

Kantaputra PN, Pruksachatkunakorn C, Vanittanakom P (1998) Rapp-Hodgkin Syndrome with palmoplantar keratoderma, glossy tongue, congenital absence of lingual frenulum and of sublingual caruncles: newly recognized findings. Am J Med Genet 79:343-346

Korge BP, Hamm H, Jury CS, Traupe, H, Irvine AD, Healy E, Birch-Machin M, Rees JL, Messenger AG, Holmes SC, Parry DAD, Munro CS.(1999) Identification of novel mutations in basic hair keratins hHb1 and hHb6 in monilethrix: implications for protein structure and clinical phenotype. J Invest Dermatol 113:607-612

Menkes JH, Alter M, Steigleder GK, Weakly DR, Sung JH (1962) A sex-linked recessive disorder with retardation of growth, peculiar hair, and focal cerebral and cerebellar degeneration. Pediatrics 29:764-779

Netherton EW (1958) A unique case of trichorrhexis nodosa: "bamboo hairs". Arch Dermatol 78:483-487

Papa CM, Mills OH Jr (1972) Seasonal trichorrhexis nodosa: Role of cumulative damage in frayed hair. Arch Dermatol 106:888-892

Powell J, Dawber RPR, Ferguson DJ, Griffiths WAD (1999) Netherton´s syndrome: increased likelihood of diagnosis by examining eyebrow hairs. Br J Dermatol 141:544-546

Richards KA, Mancini AJ (2002) Three members of a family with pili torti and sensorineural hearing loss: The Bjornstad syndrome. J Am Acad Dermatol 46:301-303

Sprecher E, Chavanas S, DiGiovanna JJ, Amin S, Nielsen K, Prendiville JS, Silverman R, Esterly NB, Spraker MK, Guelig E, de Luna ML, Williams ML, Buehler B, Siegfried EC, Van Maldergem L, Pfendner E, Bale SJ, Uitto J, Hovnanian A, Richard G (2001) The spectrum of pathogenic mutations in SPINK5 in 19 families with Netherton syndrome: implications for mutation detection and first case of prenatal diagnosis. J Invest Dermatol 117:179-87

Stevanovic DV, Dakovic Z, Minic S (1992) Pathogenesis in trichorrhexis invaginata (Bamboo hairs). Eur J Dermatol 2:15-20

Stratigos AJ, Baden HP (2001) Unraveling the molecular mechanisms of hair and nail genodermatoses. Arch Dermatol:137:1465-1471

Whiting DA (1987) Structural abnormalities of the hair shaft. J Am Acad Dermatol 16:1-25

Whiting DA (1997) Fractures of the hair shaft. In: Camacho F, Montagna W. Trichology. Aula Medica Group, Madrid, pp. 203-208

Winter H, Rogers MA, Langbein L, Stevens HP, Leigh IM, Labrèze C, Roul S, Taieb A, Krieg T, Schweizer J (1997) Mutations in the hair cortex keratin hHb6 cause the inherited hair disease monilethrix. Nature Genet 16:372-374

Zitelli JA (1986) Pseudomonilethrix. An artifact. Arch Dermatol 122:688-690

3.2. Haarschaftanomalien ohne erhöhte Brüchigkeit

3.2.1. Pili anulati

Synonym: Ringelhaare

Definition

Haare mit hellen und dunklen Banden infolge unterschiedlicher Lichtbrechung durch Lufteinschlüsse.

Pathogenese

Autosomal-dominant vererbte oder spontan auftretende Anomalie der kortikalen Keratinbildung.

Klinik

Die Kopfhaare zeigen im reflektierten Licht alternierend helle und dunkle Banden.

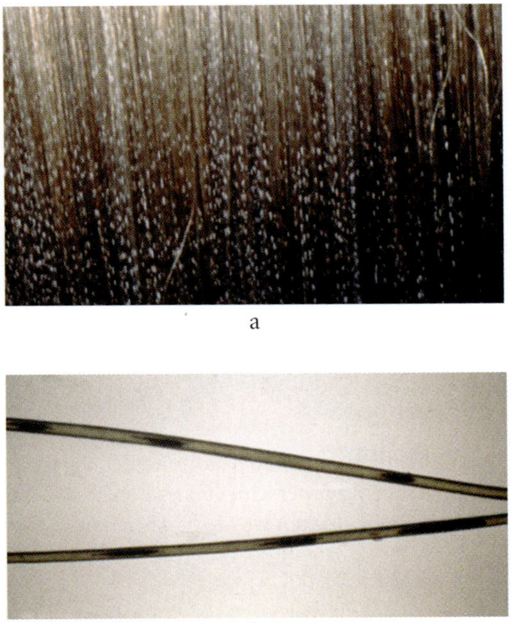

a

b

Abb. 3.7a+b: Pili anulati. **a:** Klinisch, **b:** Lichtmikroskopisch.

Das Haar ist strukturell gesund und weist keine erhöhte Brüchigkeit auf. Erkennbar ist die Veränderung vornehmlich bei blondem oder schwächer pigmentiertem Haar. Die kosmetische Beeinträchtigung ist im allgemeinen gering.

Diagnostik

Lichtmikroskopische Betrachtung eingebetteter Haare. Differentialdiagnostisch abzugrenzen sind Pili pseudoanulati. Rasterelektronenmikroskopisch sind Längsfältelungen und bandförmige Falten erkennbar, wobei unklar ist, ob es sich hierbei um Artefakte oder spezifische Veränderungen handelt.

Therapie und Prognose

Keine Therapie möglich. Auftreten bei Geburt oder in den ersten Lebensjahren.

3.2.2. Pili pseudoanulati

Definition

Variante normalen Haares, das aufgrund seiner elliptischen Form und Torquierung bandartig helle und dunkle Bezirke im reflektierten Licht aufweist.

Pathogenese

Der Querschnitt der Haare ist flach-elliptisch, die Haare sind teilweise um die eigene Längsachse verdreht. Keine Störung des Haaraufbaus.

Klinik

Betroffene sind meist blond. Bei senkrecht zur Haarachse einfallendem Licht sieht man die unregelmäßigen hellen und dunklen Bezirke.

Diagnostik

Die Diagnose ist mit dem Polarisationsmikroskop gut möglich. Differentialdiagnostisch abzugrenzen sind Pili anulati.

Therapie und Prognose

Eine Therapie ist nicht möglich.

3.2.3. Wollhaar

Synonym: Kräuselhaar

Definition

Wollig gekräuseltes Haar bei Weißen, das dem Haar von Schwarzen ähnelt.

Klinik

Autosomal-dominant vererbte Wollhaare treten bei Geburt oder innerhalb der ersten drei Lebensjahre auf. Eine Assoziation findet sich mit Trichorrhexis nodosa, Pili torti, Pili anulati und Trichonodosis. Die Haare sind fein und trocken, weisen axiale Verdrehungen von 180° auf und ähneln strukturell der Schafwolle. Die Haarfarbe ist gewöhnlich die selbe wie bei nicht betroffenen Familienangehörigen. Die Haare können nicht gekämmt werden. Die Haarform ist elliptisch oder oval mit etwas verringertem Durchmesser. Eine Besserung kann mit steigendem Lebensalter eintreten.

Autosomal-rezessiv vererbte Wollhaare sind durch das gleiche klinische Bild gekennzeichnet wie die autosomal-dominant vererbte Form. Die Haare am Kapillitium sind sehr dünn, axiale Verdrehungen haben eine geringere Periodizität. Die Kutikula weist Strukturschäden auf. Gewöhnlich ist die Haarfarbe heller als bei nicht betroffenen Familienangehörigen, häufig weiß-blond. Die Körperhaare sind sehr kurz.

Der *Wollhaarnävus* ist ein umschriebener Herd von Kräuselhaar am Kapillitium. Dieser besteht in der Regel von Kindheit an und kann progredient sein. Das Aussehen der Haare, die Farbe und Konsistenz heben sich von den umgebenden Haaren ab. Gelegentlich bestehen gleichzeitig lineare epidermale Nävi.

Diagnostik

Die Diagnose kann klinisch gestellt werde. Eine lichtmikroskopische Beurteilung der Haarschäfte und deren Querschnitte ist hilfreich.

3.2.4. Erworbene progressive Haarkrümmung

Synonym: Acquired progressive kinking of hair

Definition

Plötzliches Auftreten dunklen Kraushaares in der Pubertät, vornehmlich im Stirn- und Schläfenbereich.

Pathogenese

Diese Veränderungen wurden in Zusammenhang mit Röntgenepilation, Retinoidtherapie und bei Trichotillomanie beobachtet. Bei Retinoidtherapie sind die Veränderungen meist reversibel.

Klinik

Bei sonst gesunden Patienten wächst vornehmlich in der Pubertät im Stirn- und Schläfenbereich dunkelbraunes bis schwarzes, dichtes Kraushaar bei sonst normaler Kopfbehaarung. Die Abgrenzung zu gesundem Haar ist unscharf.

Therapie und Prognose

Eine Therapie ist nicht möglich. Sowohl Verschlechterung als auch Besserung mit zunehmendem Lebensalter wurden beschrieben.

3.2.5. Unfrisierbare Haare

Synonyme: Pili trianguli et canaliculi, Glaswolle-Haar, Cheveux incoiffables, Syndrom der unfrisierbaren Haare

Definition

Seltene hereditäre Veränderung der Haarschäfte, so daß ein Frisieren der Haare nicht möglich ist. Fälschlicherweise oft als "Syndrom" bezeichnet.

Pathogenese

Wahrscheinlich autosomal-dominanter ektodermaler Defekt mit unterschiedlicher Penetranz. Ein sporadisches Auftreten wurde beschrieben.

Klinik

Betroffene haben meist hellblonde, trockene, starre, gekräuselte Haare, die sich nicht frisieren lassen (Abb. 3.8). Die Symptome bestehen bei Geburt oder entwickeln sich im ersten Lebensjahr. Betroffen ist im allgemeinen das gesamte Kapillitium. Im Licht erscheinen die Haare manchmal flimmernd oder lamettaartig und erinnern an Pili torti oder Pili pseudoanulati. Keine erhöhte Haarbrüchigkeit.

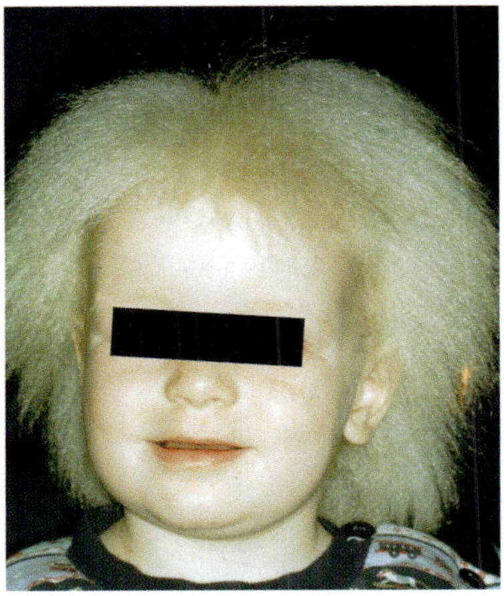

Abb. 3.8: Kind mit Pili trianguli et canaliculi.

Diagnostik

Lichtmikroskopisch sind die Haarschäfte oft unauffällig. In der Polarisation fallen Kalibersprünge des Haarschaftes auf. Erst die Betrachtung des Schaftquerschnittes im Lichtmikroskop, nach Kopfhautbiopsie oder in der Rasterelektronenmikroskopie, ist wegweisend. Im Gegensatz zu den üblicherweise runden oder ovalen Schaftquerschnitten imponieren die Haare beim "Syndrom" der unfrisierbaren Haare flach-elliptisch, dreieckig oder nierenförmig (Abb. 3.9). Die Kutikula ist in der Regel normal aufgebaut. Verschiedene Haare haben unterschiedliche Schaftquerschnitte. Auch das einzelne Haar kann im Verlauf seine Form verändern. Die Diagnose sollte nur gestellt werden, wenn mehr als die Hälfte der Haare betroffen sind. Assoziiert sein können

- Pili torti
- atopisches Ekzem
- nicht vernarbende Alopezien
- Angiome
- Café-au-lait-Flecken
- Hamartome
- ektodermale Dysplasien

Differentialdiagnostisch abzugrenzen ist in der Kindheit die Hypotrichosis congenita Marie Unna. Die Schaftquerschnitte sind hier unauffällig und in der Pubertät bildet sich eine charakteristische irreversible Alopezie aus. Ähnliche Haarveränderungen finden sich auch bei Wollhaarnävi, Progerie und Pili torti.

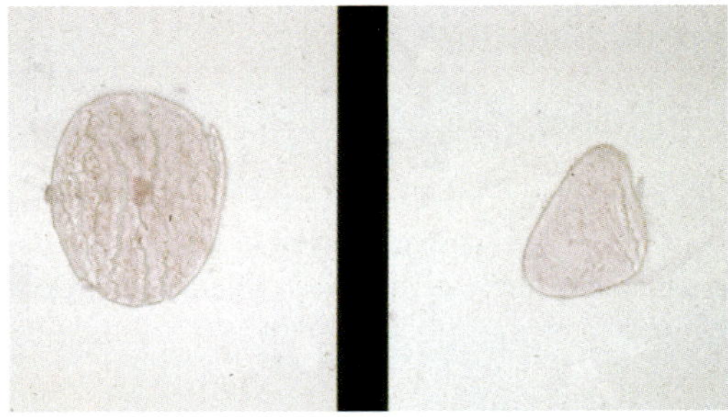

a

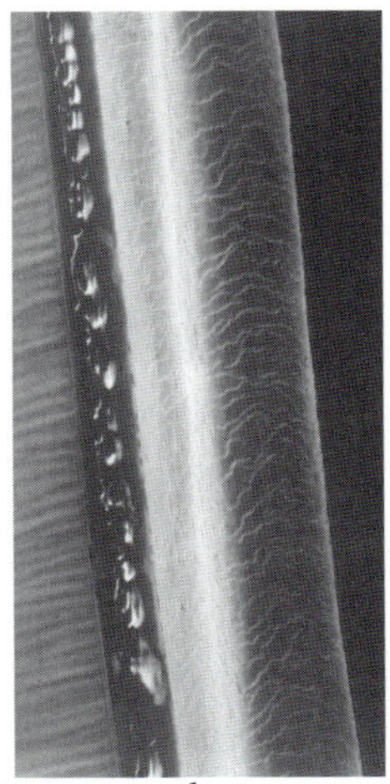

b

Abb. 3.9a+b: **a:** Querschnitt eines normalen Haarschaftes (links) und eines Haarschaftes bei Pili trianguli et canaliculi (rechts).

b: Rasterelektronenmikroskopie eines Haares bei Pili trianguli et canaliculi: Typische Furchung.

Therapie und Prognose

Eine spezifische Therapie ist nicht bekannt. Das klinische Bild kann durch Einfettung oder Gelung der Haare gebessert werden. Oftmals Besserung im Lauf des Lebens.

3.2.6. Pili multigemini

Definition

Mehrere Haarschäfte wachsen aus der selben dermalen Papille und treten durch den selben Haarkanal aus. Die Haarschäfte besitzen eine gemeinsame äußere und eine jeweils eigene innere Wurzelscheide. Sehr selten.

Klinik

Pili multigemini sind im allgemeinen ein Zufallsbefund. Bei Erwachsenen zeigen sie sich im Bartbereich, bei Kindern werden sie auch am Kapillitium entdeckt.

Diagnostik

Lichtmikroskopisch zeigen sich 2-8 Haarschäfte, die aus einer gemeinsamen dermalen Papille wachsen. Gelegentlich läßt sich ein Verschmelzen der Haarschäfte und eine im weiteren Verlauf sichtbare Trennung beobachten.

Therapie und Prognose

Eine spezifische Therapie ist nicht bekannt. Selten Assoziation mit kleidokranialer Dysostose.

3.2.7. Pili bifurcati

Definition

In unregelmäßigen Abständen gabelt sich ein Haarschaft auf und bildet parallel verlaufende Äste (Rami) aus. Im weiteren Verlauf kommt es wieder zur Verschmelzung der Äste mit Ausbildung eines einzigen Haarschaftes (Abb. 3.10). Der Haarschaft und die Rami sind von einer vollständigen Kutikula umgeben.

Klinik

Klinisch imponiert eine diffuse Alopezie, die an Trichotillomanie oder Pili torti erinnert. Nur wenige Haare sind betroffen.

Diagnostik

Lichtmikroskopisch finden sich multiple, irregulär auftretende Bifurkationen.

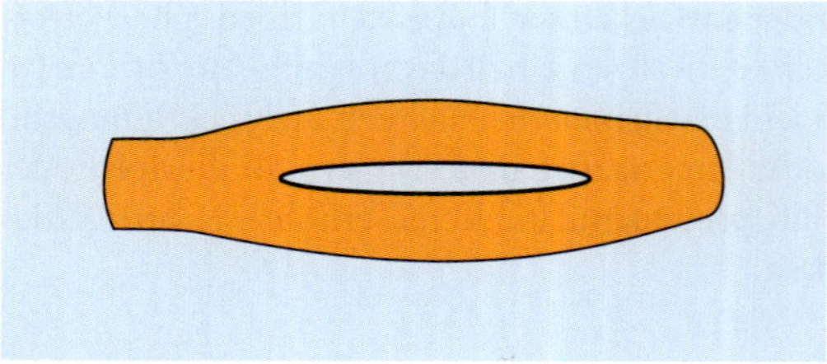

Abb. 3.10: Pili bifurcati.

Therapie und Prognose

Eine spezifische Therapie existiert nicht. Bei den publizierten Kasuistiken war diese seltene Anomalie oft nur vorübergehend nachweisbar.

Literatur

Al-Harmozi SA, Mahmoud SF, Ejeckam GC (1992) Woolly hair nevus syndrome. J Am Acad Dermatol 27:259-260

Braun-Falco O, Plewig G, Wolff HH (1995) Erkrankungen der Haare. In: Dermatologie und Venerologie. Springer, Berlin, S. 992-1028

Braun-Falco O, Ryckmanns F, Heilgemeir GP, Ring J (1982) Zum Syndrom: Unkämmbare Haare. Hautarzt 33:366-372

Camacho F (1997) Hair shaft dysplasias. General concept and classification of the dysplasias. In: Camacho F, Montagna W. Trichology. Aula Medica Group, Madrid, pp. 179-202

Camacho F, Jorquera E (1995) Pili bi-bifurcati. Eur J Dermatol 5:88-89

Colebunders R, Bottieau E (2000) Curly hair and lipodystrophy as a result of highly active antiretroviral treatment. Arch Dermatol 136:1064-1065

Cullen SI, Fulghum DD (1989) Acquired progressive kinking of the hair. Arch Dermatol 125:252-255

Dupré A, Bonafé JL (1978) A new type of pilar dysplasia. The uncombable hair syndrome with pili trianguli et canaliculi. Arch Dermatol Res 261:217-218

Esterly NB, Lavin MP, Garancis JC, (1989) Acquired progressive kinking of the hair. Arch Dermatol 125:813-815

Feldmann KA, Dawber RPR, Pittelkow MR, Ferguson DJP (2001) Newly described weathering pattern in pili annulati hair shafts: A scanning electron microscopic study. J Am Acad Dermatol 45:625-627

Ferrando J (1997) Uncombable hair syndrome (Pili canaliculi). In: Camacho F, Montagna W. Trichology. Aula Medica Group, Madrid, pp. 209-218

Forslind B, Thomsen K, Anderson B (1985) Spun glass hair: two cases investigated with SEM and TEM. Acta Derm Venereol (Stockh) 65:348-351

Guidetti MS, Fanti PA, Piraccini BM, Barbareschi M, Tosti A (1995) Diffuse partial woolly hair. Acta Derm Venereol (Stockh) 75:141-142

Gummer CL, Dawber RPR (1981) Pili annulati: electron histochemical studies on affected hairs. Br J Dermatol 105:303-309

Itin PH, Bühler U, Büchner SA, Guggenheim R (1993) Pili trianguli et canaliculi: a distinctive hair shaft defect leading to uncombable hair. Dermatology 187:296-298

Kuhn CA, Helm TN, Bergfeld WF, McMahon JT (1993) Acquired uncombable hair. Arch Dermatol 129:1061-1062

Ludwig E (1987) Pili canaliculi, eine Art von unkämmbaren Haaren. Hautarzt 38:727-731

Mehregan AH, Thompson WS (1979) Pili multigemini. Report of a case in association with cleidocranial dysostosis. Br J Dermatol 100:315-322

Ormerod AD, Main RA, Ryder ML, Gregory DW (1987) A family with diffuse partial woolly hair. Br J Dermatol 116:401-405

Price VH (1991) "Strukturanomalien" In: Orfanos CE. Haar und Haarkrankheiten. Gustav Fischer Verlag, Stuttgart New York, S. 387-446

Reda AM, Rogers III RS, Peters MS (1990) Wooly hair nevus. J Am Acad Dermatol 22:377-380

Tosti A, Piraccini BM, Pazzaglia M, Misciali C (1999) Acquired progressive kinking of the hair. Arch Dermatol 135:1223-1226

Weary PE, Hendricks AA, Warner F, Ajgaonkar G (1973) Pili bifurcati: new anomaly of hair growth. Arch Dermatol 108:403-407

Whiting DA (1987) Structural abnormalities of the hair shaft. J Am Acad Dermatol 16:1-25

3.3. Sonstige Haarschaftanomalien

3.3.1. Luftblasenhaar

Haarschaftanomalie gekennzeichnet durch lichtmikroskopisch sichtbare, scharf begrenzte, unregelmäßig große, kugelige Hohlräume im Haarschaft. Hierbei handelt es sich um Lufteinschlüsse, die durch zu heißes Fönen zustande kommen. Eine Meidung dieser Maßnahmen führt zum vollständigen Verschwinden der Veränderungen.

3.3.2. Trichonodosis

Bei stark gewelltem Haar oder durch haarkosmetische Maßnahmen wie Toupieren, starkes Kämmen oder intensives Kratzen enstehen einfache, manchmal auch mehrfache Verknotungen des Haarschaftes. Gehäuftes Auftreten bei neurotischen Zwangsstörungen. Hierbei handelt es sich nicht um eine Haarschaftanomalie im eigentlichen Sinn. Meist stellt die Trichonodosis einen Zufallsbefund dar. Verstärkte Brüchigkeit im Knotenbereich kann beobachtet werden. Die Knoten sind mikroskopisch und makroskopisch erkennbar. Eine Meidung der Traumatisierung führt zu einem Verschwinden der Knoten.

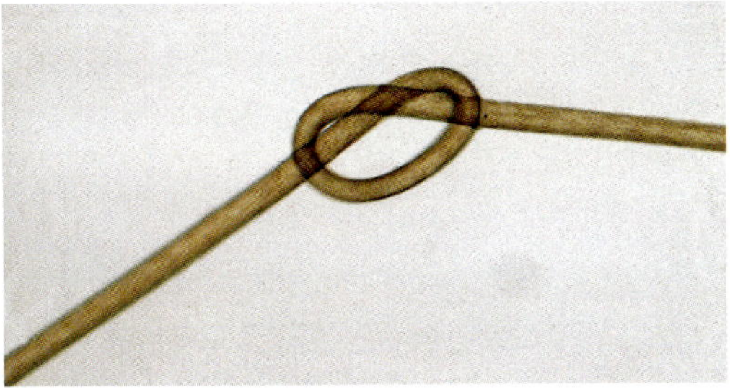

Abb. 3.11: Trichonodosis.

Literatur

Braun-Falco O, Plewig G, Wolff HH (1995) Erkrankungen der Haare. In: Dermatologie und Venerologie. Springer, Berlin, S. 992-1028

Brown VM, Crounse RG, Abele DC (1986) An unusual new hair shaft abnormality: "bubble hair". J Am Acad Dermatol 15:1113-1117

Dawber RPR (1974) Knotting of hair scalp. Br J Dermatol 91:169-173

Detwiler SP, Carson, JL, Woosley JT, Gambling TM, Briggaman RA (1994) Bubble hair. Case caused by an overheating hair dryer and reproducibility in normal hair with heat. J Am Acad Dermatol 30:54-60

Laing V, Resnick SD (1990) Trichonodosis in a patient with straight hair. J Am Acad Dermatol 23:756-757

Price VH (1991) "Strukturanomalien" In: Orfanos CE. Haar und Haarkrankheiten. Gustav Fischer Verlag, Stuttgart New York, S. 387-446

Trüeb RM (1994) Trichonodosis neurotica and familial trichonodosis. J Am Acad Dermatol 31:1077-1078

Zhu WY, Xia MY (1993) Trichonodosis. Pediatr Dermatol 10:392-393

Hypertrichosen

4. Hypertrichosen

Der Begriff Hypertrichose bezeichnet eine für die jeweilige Körperregion untypisch starke Behaarung. Hypertrichosen können in generalisierte und umschriebene Formen unterteilt werden.

Generalisierte Hypertrichosen
• Kongenitale Hypertrichosis lanuginosa • Erworbene Hypertrichosis lanuginosa • Konstitutionelle Hypertrichosen
Umschriebene Hypertrichosen
• Angeborene Hypertrichosen - Kongenitale melanozytäre Nävuszellnävi - Melanosis naeviformis - Nävoide Hypertrichose - Hypertrichose im Sakralbereich • Erworbene Hypertrichosen - Erworbene Porphyria cutanea tarda - Medikamentös induzierte Hypertrichosen

Zu den generalisierten Hypertrichosen gehören die kongenitale und erworbene Hypertrichosis lanuginosa sowie konstitutionelle Hypertrichosen.

Die umschriebenen Formen lassen sich einteilen in angeborene, wobei hier meist nävoide Veränderungen eine Rolle spielen, und erworbene Hypertrichosen. Bei neu auftretenden, generalisierten Hypertrichosen sollten endokrin aktive Tumoren oder Paraneoplasien ausgeschlossen werden.

4.1. Generalisierte Hypertrichosen

4.1.1. Kongenitale Hypertrichosis lanuginosa

Synonyme: Hypertrichosis lanuginosa congenita, Hypertrichosis universalis, Hypertrichosis congenita lanuginosa universalis, Trichostasis lanuginosa Pinkus

Definition

Sehr seltene, angeborene, manchmal erbliche Erkrankung mit ausgedehnter Behaarung.

Pathogenese

Autosomal-dominanter Erbgang mit unterschiedlicher Penetranz und sporadischem Auftreten, vermutlich als Spontanmutation.

Klinik

Bei den Betroffenen finden sich am Körper feine, marklose, bis 20 cm lange Haare. Die Haarfarbe ist silbriggrau bis blond. Betroffen sein kann das gesamte follikeltragende Integument. Betont behaart ist die Haut über der Wirbelsäule, der Sakralregion, an den Ohren und die Wangenhaut. Bart-, Scham- und Axillarbehaarung sind ebenfalls verstärkt.

Die Hypertrichose ist häufig bereits bei Geburt sichtbar, kann aber auch erst in der Kindheit zwischen dem 4. und 7. Lebensjahr in Erscheinung treten. Bei Geburt sind die Ohren in der Regel bereits stark behaart, die Augenbrauen können dicht und buschig, die Wimpern auffallend lang sein.

Sehr selten sind in Assoziation dentale Defekte, Glaukom, Photophobie, Pylorusstenose und Retardierung beschrieben.

Diagnostik

Die Diagnosestellung ist klinisch möglich.

Prognose und Therapie

Das Behaarungsmuster ist kaum zu beeinflussen. Besserungen oder Verschlechterungen im Lauf des Lebens wurden beschrieben. Früher wurden die Betroffenen als Sensationen auf Jahrmärkten vorgestellt (Abb. 4.1). Eine spezifische Therapie ist nicht bekannt.

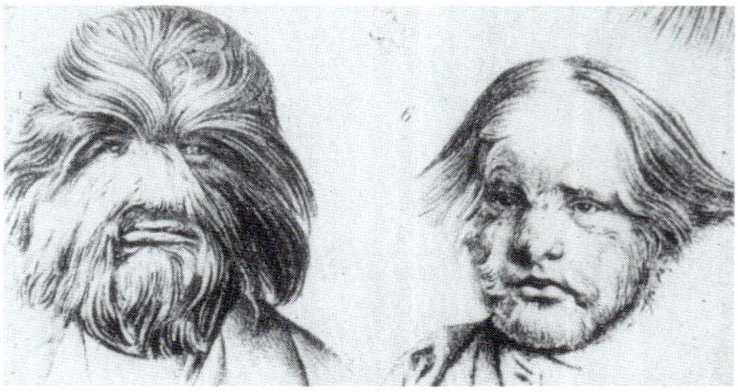

Abb. 4.1: Kongenitale Hypertrichose.

4.1.2. Erworbene Hypertrichosis lanuginosa

Synonyme: Hypertrichosis lanuginosa acquisita, Herzberg-Potjan-Gebauer-Syndrom

Definition

Erworbene Hypertrichose mit lanugoähnlichen Haaren als paraneoplastisches Syndrom.

Pathogenese

Ursächlich sind maligne Tumoren innerer Organe wie Prostata, Rektum, Leber, Mamma, Pankreas, Uterus, Blase, Gallenblase oder Ovarien. Auch Lymphome und Leukämien können gelegentlich zu dieser Paraneoplasie führen. Bei Frauen überwiegen kolorektale Karzinome, bei Männern Lungenkarzinome. Frauen sind häufiger betroffen. Die Androgenhormone sind in der Regel normal.

Klinik

Innerhalb kurzer Zeit können am gesamten Integument feine, silbrig glänzende, lanugoähnliche Haare wachsen. Bei schwacher Ausprägung finden sich diese vornehmlich im Gesicht. Das Wachstum der Haare kann schleichend sein, aber auch bis 2,5 cm pro Woche betragen. Die Haare können eine Länge von bis zu 15 Zentimetern erreichen. Vorhandenes Terminalhaar wird nicht beeinflußt.

Die Hypertrichosis lanuginosa acquisita kann dem Tumornachweis um Jahre vorausgehen.

Diagnostik

Bei jedem Patienten, bei dem eine außergewöhnliche und rasch einsetzende Behaarung auftritt, sollte eine Tumorsuche erfolgen.

Prognose und Therapie

Die Prognose ist entscheidend abhängig von dem zugrunde liegenden Tumor und dessen Ausdehnung. Bei vollständiger Tumorentfernung ist eine Rückbildung der Behaarung möglich. Meist sind die Malignome bei Diagnosestellung bereits metastasiert, so daß die Prognose ungünstig ist.

4.1.3. Generalisierte konstitutionelle Hypertrichose

Definition

Deutlich verstärkte Körperbehaarung mit Terminalhaaren.

Pathogenese

Angenommen wird ein autosomal dominanter Erbgang mit variabler Expressivität.

Klinik

Betroffen sind vornehmlich Männer, meist dunkle Hauttypen IV oder V nach Fitzpatrick. In der Pubertät setzt stetiges Wachstum von Terminalhaaren am gesamten Integument ein. Typisch ist eine normale Verteilung der Körperbehaarung, wobei eine deutliche Zunahme der Haardicke, -länge und -menge auffällt (Abb. 4.2). Von den meisten Autoren wird dieser Behaarungstyp als nicht pathologisch angesehen. Nicht zu vergessen ist allerdings, daß diese starke Form der Hypertrichose erhebliche psychische und im Sommer auch mikroklimatische Probleme für den Betroffenen bedingen kann.

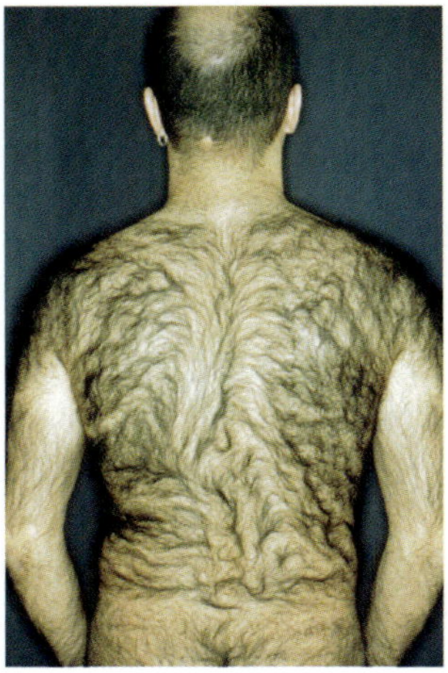

Abb. 4.2: Konstitutionelle Hypertrichose.

Diagnostik

Die Diagnosestellung erfolgt klinisch.

Prognose und Therapie

Mit einer Zunahme der Behaarung im Laufe des Lebens ist zu rechnen. Therapeutisch können die Haare rasiert werden, was eine zumindest temporäre Reduktion der Haardichte zur Folge hat, da sich am Körper je nach Region bis zu 50 % der Haare im Telogenstadium befinden. Ferner stehen weitere Verfahren zur temporären oder permanenten Epilation zur Verfügung (Kap. 4.4.).

4.2. Umschriebene Hypertrichosen

4.2.1. Kongenitale umschriebene Hypertrichosen

Kongenitale melanozytäre behaarte Nävuszellnävi

Synonym: Naevus naevocellularis pigmentosus et pilosus

Klinik

Hierbei handelt es sich um Nävuszellnävi unterschiedlicher Größe. Diese Nävi sind von derben vibrissenartigen, meist stark pigmentierten Terminalhaaren durchsetzt. Früher war der Ausdruck Tierfellnävus geläufig, der heute jedoch nicht mehr verwendet werden sollte. Besser ist der Ausdruck Riesenpigmentnävus (Abb. 4.3)

Diagnostik

Empfohlen werden regelmäßige klinische Kontrollen, auch unter Zuhilfenahme bildgebender Verfahren, wie Videodokumentation oder Photographie. Hierdurch wird die Verlaufsbeobachtung erleichtert. Auf gleiche Aufnahmebedingungen ist zu achten, damit ein exakter Vergleich möglich wird. Die dermatoskopische Betrachtung der Nävi oder einzelner stärker pigmentierter Areale in den Nävuszellnävi sollte regelmäßig durchgeführt werden.

Prognose und Therapie

Die Prognose von Nävuszellnävi ist generell günstig zu beurteilen. Das Lebenszeitrisiko von Melanomen im Bereich besonders großer Nävuszellnävi liegt allerdings bei 10 - 20 %. Bei Lokalisation der Riesennävi im Badehosenbereich sollte auch an eine neurokutane Melanose gedacht werden. Neben den ausgedehnten Hautveränderungen finden sich Pigmentveränderungen an Gehirn, den Meningen und im Rückenmark. Gelegentlich tritt ein Hydrocephalus internus mit schwerwiegenden zerebralen Störungen auf, so daß die Kinder nicht selten daran bereits im 1. Lebensjahr sterben. Aus den zentralnervösen Pigmentansammlungen kann sich frühzeitig ein metastasierendes malignes Melanom entwickeln.

Bei größeren, störenden Nävi sollte eine frühzeitige Exzision erwogen werden. Diese kann einzeitig oder mit mehreren Teilexzision erfolgen. Bei sehr ausgedehntem Befund ist eine Exzision mit primärem Wundverschluß nicht möglich. Hier kann nach Exzision eine plastische Deckung mit Spalthaut oder Meshgraft-Transplantaten erfolgen. Ist der Befund zu ausgedehnt (Abb. 4.3), sind engmaschige klinische Kontrollen nötig. Bei auftretenden lokalisierten Veränderungen, können diese exzidiert und einer histologischen Untersuchung zugeführt werden. Bei einigen großen kongenitalen Nävuszellnävi kann die Behandlung mittels hochtouriger Dermabrasion in den ersten Lebenswochen gute Erfolge erbringen.

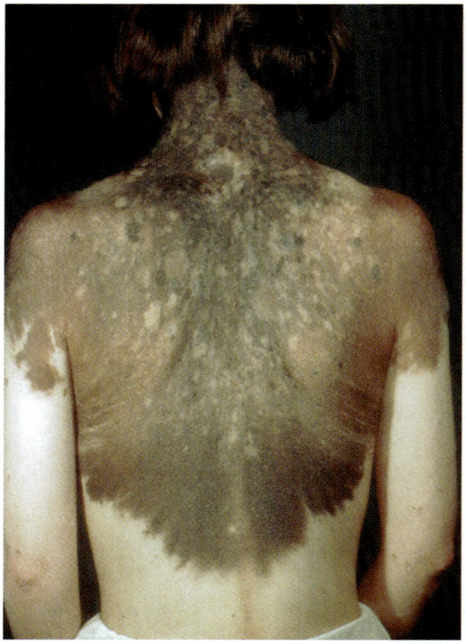

Abb. 4.3: Naevus naevocellularis pigmentosus et pilosus.

Melanosis naeviformis

Synonym: Becker-Nävus

Definition

In der Adoleszenz unilateral auftretende Hyperpigmentierung mit Hypertrichose im Schulter-, oberen Rumpf- oder Oberarmbereich.

Pathogenese

Meist sporadisches Auftreten. Eine familiäre Häufung ist bekannt, hier geht man von einem autosomal dominanten Erbgang mit inkompletter Penetranz und variabler Expressivität aus.

Klinik

Selten bereits in der ersten, meist in der zweiten Lebensdekade Auftreten eines langsam wachsenden hell- bis dunkelbraunen Flecks von bizarrer Form. Das Wachstum dauert einige Monate bis wenige Jahre. Später treten kräftige, pigmentierte Terminalhaare in der Hautveränderung auf (Abb. 4.4). Die Haare sind meist dunkler als die anderen Körperhaare. Männer sind etwa viermal häufiger als Frauen betroffen. Dies kann jedoch daran liegen, daß die Behaarung bei ihnen stärker hervortritt als bei Frauen.

Diagnostik

Die Diagnosestellung ist aufgrund der Anamnese, Lokalisation und des klinischen Bildes einfach möglich.

Prognose und Therapie

Im Lauf des Lebens kann die Pigmentierung etwas nachlassen. Eine spezifische Therapie ist nicht möglich. Rasur oder Bleichung der Haare können das kosmetische Bild verbessern.

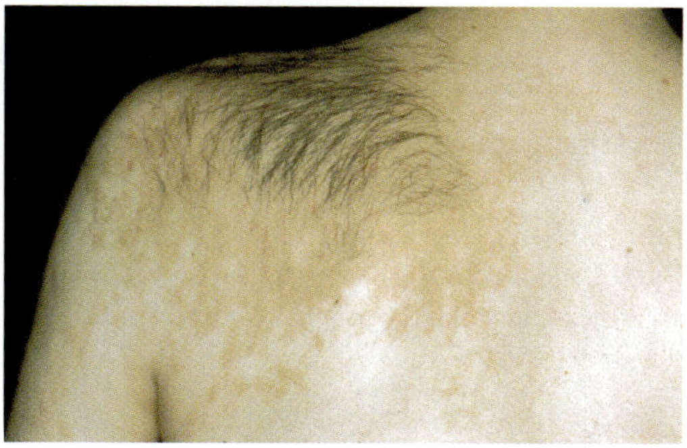

Abb. 4.4: Becker-Nävus.

Nävoide Hypertrichose

Isoliert stehende, meist solitäre, umschriebene Hypertrichose ohne verstärkte Pigmentierung der darunter befindlichen Haut. Zu sehen sind lange kräftige Terminalhaare, die eine stärkere Pigmentierung aufweisen können als die anderen Körperhaare. Die Veränderung ist in der Regel bereits bei Geburt vorhanden oder entwickelt sich kurz danach.

Umschriebene Hypertrichose im Sakralbereich

Synonym: Faunschwanz

Definition

Isolierte, verstärkte Behaarung mit Terminalhaaren lumbosakral. Die Hypertrichose kann ein Marker für das Vorliegen einer okkulten Spina bifida sein.

Klinik

Am lumbosakralen Übergang in der Medianlinie findet sich eine scharf begrenzte Hypertrichose mit gelegentlich stärker pigmentierten Terminalhaaren (Abb. 4.5). Selten zervikale oder thorakale Lokalisation. Mädchen sind etwa viermal häufiger betroffen. Die Hypertrichose ist häufig bereits bei Geburt vorhanden oder tritt in der frühen Kindheit auf. Häufig Assoziation mit spinalen Dysraphien, wie Spina bifida occulta, Diastematomyelie, Lipomyelomeningozele oder Meningomyelozele. Zusätzlich oder anstelle der lumbosakralen Hypertrichose können sich als weitere Marker für spinale Dysraphien auch ein Pilonidalsinus, Atrophien der Haut, Impressionen, Hypo- oder Hyperpigmentierungen, Teratome, Hamartome, Hämangiome,

Teleangiektasien, fibroepitheliale Polypen oder andere benigne oder maligne Tumoren finden.

Diagnostik

Eine pädiatrisch-neurologische Abklärung und Verlaufsbeobachtung ist erforderlich. Besonders wichtig ist diese Abklärung vor operativen Eingriffen in der Region.

Prognose und Therapie

Die Prognose ist abhängig von den assoziierten Fehlbildungen. Die Hypertrichose kann belassen oder exzidiert und je nach Größe des Defektes primär verschlossen oder mittels freiem Transplantat versorgt werden. Rasur, temporäre oder permanente Depilation sind weitere therapeutische Optionen (Kap. 4.4.)

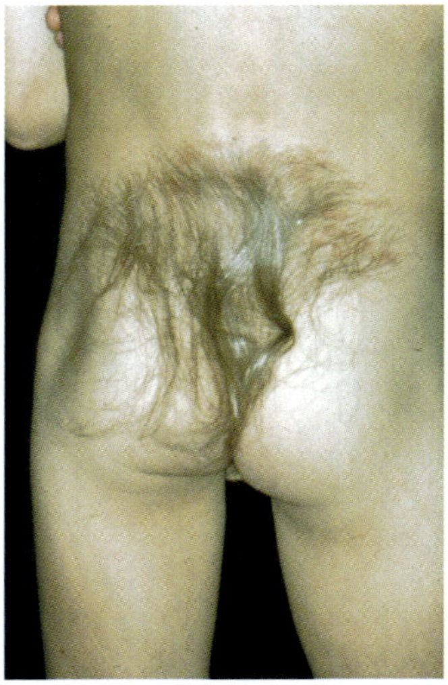

Abb. 4.5: Lumbosakrale Hypertrichose.

4.2.2. Erworbene umschriebene Hypertrichosen

Porphyria cutanea tarda

Definition

Defekt der Uroporphyrinogendekarboxilase. Auftreten einer schweren Elastose der belichteten Haut und Blasenbildung an den Handrücken.

Pathogenese

Reduktion der Enzymaktivität der Uroporphyrinogendekarboxilase um über 50 % in der Leber, bei normalem Enzymproteingehalt. Männer sind häufiger betroffen. Manifestationsalter 40.-70. Lebensjahr. Der alleinige Enzymdefekt reicht im allgemeinen nicht aus, um zur Manifestation der Erkrankung zu führen. Als Triggerfaktoren gelten Langzeitbehandlung mit Medikamenten, die eine Induktion der Cytochrom-P450-Isoenzyme in der Leber bewirken. Hierzu gehören östrogenhaltige Kontrazeptiva, Behandlung von Prostatakarzinomen mit Östrogenen und Alkoholabusus.

Klinik

Epidermolysis-bullosa-artige Hautveränderungen an chronisch lichtexponierten Hautarealen wie Hand- und Fingerrücken. In diesen Bereichen kommt es als Folge der Blasenbildung zu Krusten, Narben, Milien, Hyper- und Hypopigmentierungen. Hypertrichose der Augenbrauen und Wangen, Gesichtszyanose, Cutis rhomboidalis nuchae und häufig auch Morbus Favre-Racouchot mit Zysten, Komedonen und aktinischer Elastose im Gesicht.

Diagnostik

Im Urin findet sich eine 10 - 50fach erhöhte Porphyrin-Ausscheidung, vornehmlich der hochkarboxylierten Porphyrine Uro- und Hepatoporphyrin. Zur Diagnosestellung ist diese Bestimmung ausreichend. Zur Differenzierung zwischen angeborener und erworbener Porphyria cutanea tarda kann die Enzymaktivität der Uroporphyrinogendekarboxilase bestimmt werden. Bei der angeborenen Porphyria cutanea tarda ist diese reduziert, bei der erworbenen normal. Häufig ist gleichzeitig noch eine Erhöhung des Eisenspiegels und des Ferritins im Serum zu finden. Diese beiden Parameter können auch zur Verlaufskontrolle der Therapie dienen.

Prognose und Therapie

Die Prognose ist prinzipiell günstig zu beurteilen. Eine Meidung möglicher hepatotoxischer Noxen steht im Vordergrund. Therapeutisch kann eine Aderlaßbehandlung und/oder eine Therapie mit Chloroquin erfolgen.

Medikamentös induzierte Hypertrichosen

Durch Medikamente ausgelöste Hypertrichose ist eine häufige Nebenwirkung einer Vielzahl von Pharmaka. Ob die Induktion des Haarwachstums durch eine androgene Wirkung oder durch andere Mechanismen der jeweiligen Substanz ausgelöst wird, ist häufig nicht klar. Liegt ein androgener Effekt zugrunde, so findet sich die vermehrte Behaarung vor allem in den androgenabhängigen Arealen. Einige Autoren bezeichnen dies als Medikamenten-Hirsutismus oder Hirsutismus-Hypertrichose. Liegen andere Mechanismen zugrunde, so ist Haarwuchs generalisiert oder anderweitig lokalisiert zu beobachten. Im allgemeinen ist eine medikamentös induzierte Hypertrichose meist innerhalb weniger Monate reversibel.

In Tab. 4.1 sind einige Medikamente aufgeführt, die eine Hypertrichose induzieren können.

- Interferon α
- Glukokortikosteroide
- Zidovudin
- Phenytoin
- Minoxidil
- Diazoxid
- Ciclosporin A
- Danazol

Tab 4.1: Medikamente, die eine Hypertrichose induzieren können (Auswahl).

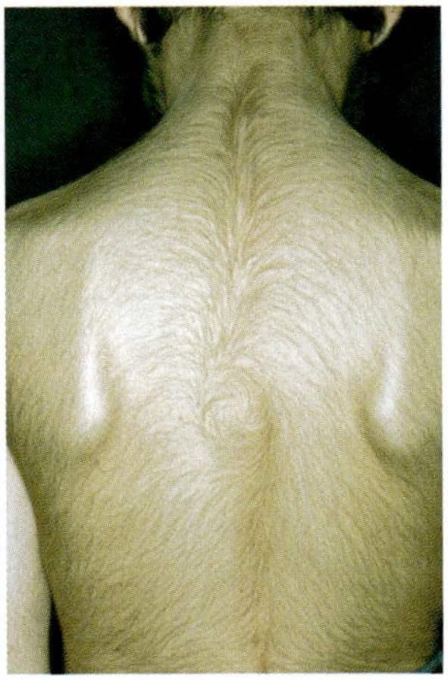

Abb. 4.6: Minoxidil-induzierte Hypertrichose.

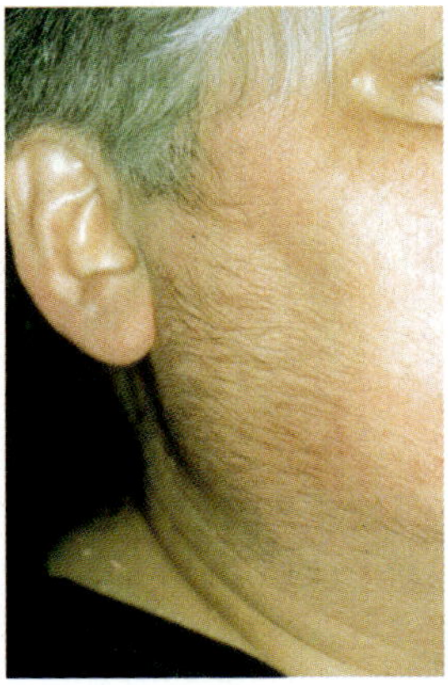

Abb. 4.7: Kortikosteroid-induzierte Hypertrichose.

Sonstige

Eine Vielzahl weiterer Störungen metabolischer Art, Traumata, sowie andere physiologische oder pathologische Situationen können eine Hypertrichose nach sich ziehen. Die wichtigsten sind in Tab. 4.2 dargestellt.

Verschiedene Hypertrichosen treten physiologisch mit zunehmendem Alter auf. Ein Beispiel hierfür ist die Gehörgangshypertrichose (Hypertrichosis pinnae auriculae, Abb. 4.8).

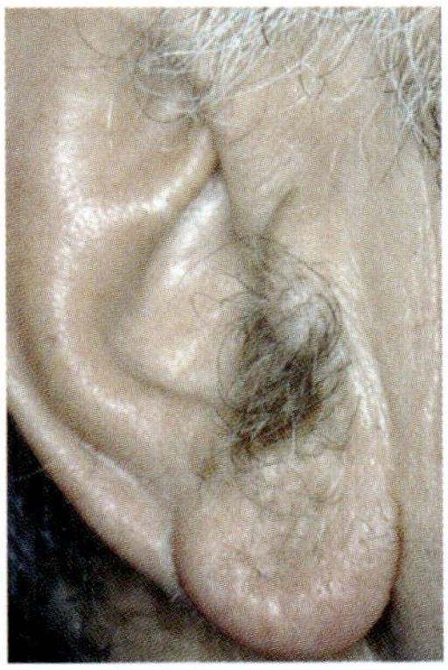

Abb. 4.8: Hypertrichosis pinnae auriculae.

4.3. Hypertrichosen bei Genodermatosen

Eine Vielzahl von Genodermatosen gehen mit Hypertrichosen einher. Die Hypertrichose steht bei den meisten dieser Syndrome nicht im Vordergrund und ist auch nicht regelmäßig vorhanden. Im Gesamtzusammenhang mit den anderen vorhandenen Störungen kann sie jedoch die Diagnose erleichtern. Bei einigen dieser Syndrome, wie dem

	Art der Hypertrichose	Sonstige Störungen
Schwere Schädelhirntraumen	Wachstum feiner farbloser Haare nach 6 - 15 Monaten an Stirn, Wangen, Rücken und Extremitäten. Vollständig reversibel	Abhängig vom Schweregrad des Traumas
Hypothyreose	Hypertrichose an Rücken, Schultern und Extremitäten durch Verlängerung der Anagenphase bei fehlenden Schilddrüsenhormonen. Reversibel nach Therapie mit Thyroxin	Diffuse Alopezie am Kapillitium, Myxödeme, Müdigkeit, Apathie, Diarrhoen, Gewichtszunahme, Kälteintoleranz
Dermatomyositis	Bei Kindern häufig mit Hypertrichose des Gesichtes oder der Extremitäten	Muskelschwäche, Kalzinose, Gottron-Papeln, heliotrope Erytheme
Mangelernährung, Malabsorptionssyndrome	Häufig bei Kindern, insbesondere im Gesicht und am Stamm. Die Haare können mehrere Zentimeter lang werden	Reversibilität nach adäquater Diät
Anorexia nervosa	Bis zu 20 % der Betroffenen weisen eine Hypertrichose von Gesicht, Armen und Stamm auf.	Reversibilität nach adäquater Diät. Manchmal Hirsutismus
Syringomyelie	Einige Patienten mit asymmetrischer Hypertrichose wurden beschrieben	Lähmungen, Muskelatrophien, Empfindungsstörungen
POEMS-Syndrom	Bei etwa 70 % der Betroffenen akrale Hypertrichose, vor allem der unteren Extremität	**P**olyneuropathie, **O**rganomegalie, **E**ndokrinopathie, **M**onoklonale Gammopathie, Hautveränderungen (**S**kin changes) wie Hyperpigmentierungen, Ödeme, Hyperhidrose und Angiome
AIDS	Trichomegalie der Wimpern. Auftreten vornehmlich bei Patienten, die auf die retrovirale Therapie nicht ansprechen	Vorkommen auch bei Patienten ohne HIV-Infektion, zum Beispiel bei metastasierenden Nierenzellkarzinomen als Paraneoplasie
Fetales Alkoholsyndrom	Faziale Hypertrichose	Minderwuchs, Untergewicht, Mikrozephalie, geistige Retardierung, typische Fazies, Herzfehler

Tab. 4.2: Hypertrichosen bei verschiedenen Erkrankungen und Störungen.

Cornelia-de-Lange-Syndrom oder der gingivalen Fibromatose mit Hypertrichose ist die verstärkte Behaarung oft wegweisend.

In Tab. 4.3 sind einige Syndrome, die mit einer Hypertrichose einhergehen, aufgeführt. Die Liste könnte beliebig, zum Beispiel um die Vielzahl der Mukopolysaccharidosen, verlängert werden.

4.4. Therapie der Hypertrichosen

Die Therapie von Hirsutismus und anderen Hypertrichosen ist schwierig. Wichtig ist bei der Enthaarung die Unterscheidung von Epilation und Depilation. Epilation ist die vollständige Entfernung oder Zerstörung des Haarschaftes, zum Beispiel durch Wachs. Bei der Depilation wird unter anderem durch chemische Wirkstoffe nur der sichtbare Teil des Haarschaftes zerstört. Tab. 4.4 und Abb. 4.9 geben einen Überblick über die zur Zeit gebräuchlichen Verfahren zur Behandlung von unerwünschtem Haarwuchs.

	Genetik	Haaranomalien	Weitere Veränderungen
Cornelia-de-Lange-Syndrom	Meist sporadisches Auftreten. Autosomal dominant. Chromosom 3	Generalisierte Hypertrichose, ähnlich der Hypertrichosis lanuginosa congenita. Zusammenwachsende, sehr dichte, dunkle Augenbrauen, lange Wimpern	Multiple ektodermale Dysplasien, Dysmorphie, Oligophrenie, typische Facies, Wachstumsretardierung, Mikrozephalie, typischer Schrei, Cutis marmorata. Taubheit
Lipoatrophie, Lawrence-Seip-Syndrom	Kongenitale oder erworbene Störung. Autosomal dominanter Erbgang. Bevorzugung des weiblichen Geschlechts	Hypertrichose an Gesicht, Hals, Armen und Beinen, meist von Geburt vorhanden. Zunahme im Verlauf des Lebens	Allgemeine Lipoatrophie, Hepatosplenomegalie, insulinresistenter Diabetes mellitus, Hyperlipidämie, Xanthome, akromegaloider Hochwuchs
Kraniofaziale Dysostose	Unbekannt	Hypertrichose an Gesicht, Rücken und Extremitäten	Orbitale, kraniale, faziale Malformation, persistierender Ductus arteriosus Botalli, Hypoplasie der Labien
Winchester-Syndrom	Autosomal	Hypertrichose auf hyperpigmentierter Haut	Zwergenwuchs, Osteolysen, Hornhauttrübung, Gelenkdestruktionen
Rubinstein-Taybi-Syndrom	Unbekannt	Hypertrichose an Stamm, Extremitäten, Gesicht, tiefer Haaransatz, Piebaldismus	Zwergenwuchs, mentale Retardierung, "Vogelgesicht", Gesichtsdysmorphien. Breite Daumen und Großzehen
Kongenitale erythropoetische Porphyrie (CEP), Morbus Günther	Sehr seltene Erkrankung mit autosomal-rezessiv vererbtem homozygotem Defekt der Uroporphyrinogen-III-Cosynthase	In weniger stark lichtexponierten Arealen auffällige Vermehrung der Behaarung	Erythem mit Juckreiz, Brennen und Schmerzen. Ausgeprägte phototoxische Reaktion mit Blasenbildung, Ulzeration, Mutilation. Erythrodontie, Ektropium, Symblepharon, Hepatosplenomegalie, hämolytische Anämie
Porphyria variegata (PV)	Autosomal-dominant vererbter Defekt der Protoporphyrinogenoxidase	Hypertrichose an Augenbrauen, Schläfen und Wangen	Veränderungen wie bei der PCT, kolikartige Abdominalbeschwerden, psychische Veränderungen, periphere Neuropathie, Tachykardie
Erythropoetische Protoporphyrie (EPP)	Autosomal-dominant oder -rezessiv vererbter Defekt der mitochondrialen Ferrochelatase	Temporale und zygomatische Hypertrichose	Nach Überschreiten der individuellen UVA-Schwellendosis: Dermatitis, Pruritus, Urtikaria, Quincke-Ödem. Leberbeteiligung bis Leberzirrhose
Porphyria cutanea tarda (PCT)	Autosomal-dominant vererbter Defekt der Uroporphyrinogendekarboxilase	Hypertrichose der Augenbrauen, Schläfen und Wangen	Blasenbildung in lichtexponierter Haut, vor allem im Gesicht und an den Händen, Melanose von Gesicht und Nacken, Gesichtszyanose
Gingivale Fibromatose mit Hypertrichose	Unbekannt. Hypertrichose meist bei Geburt vorhanden, Zunahme im Alter	Hypertrichose wie bei Hypertrichosis lanuginosa congenita, jedoch hier mit Terminalhaaren	Starke Schwellung des Zahnfleisches, meist nach dem 10. Lebensjahr, Epilepsie
Globoide Leukodystrophie (Krabbe-Syndrom)	Autosomal-rezessiv vererbt. Mutation der lysosomalen Galaktocerebrosidase	Hypertrichose	Demyelinisierung, tödlich vor dem 2. Lebensjahr
Brachmann-de-Lange-Syndrom	Autosomal	Generalisierte Hypertrichose unter Einbeziehung der Wimpern	Zwergenwuchs, mentale Retardierung, Wachstumsanomalien der Hände und Füße

Tab. 4.3: Hypertrichosen bei Genodermatosen.

Behandlung	Dauer der Behandlung	Nachhaltigkeit der Therapie	Effizienz (% beseitigte Haare)	Nebenwirkungen	Kosten
Wachsepilation	große Flächen in kurzer Zeit	Tage	100 %	Schmerz, Follikulitiden	10 bis 15 Euro pro Sitzung
Zug	Zeitraubend, nur einzelne Haare	Tage	100 %	Schmerz, Follikulitiden	Anschaffung Epilationsgerät (Lady-Shave)
Rasur	große Flächen in kurzer Zeit	Stunden	100 %	Irritation	Anschaffung Rasierapparat
Thioglykolate	große Flächen in kurzer Zeit	Tage	100 %	Irritation, Kontaktekzem	Gering < 5 Euro pro Monat
Eflornithin	schnell, täglich 2x	Tage bis Wochen	Zirka 70 %	Brennen, Follikulitiden	ca. 25 Euro pro Monat
Elektrolyse Thermolyse	Langwierig, Kosmetikerin	Zum Teil dauerhaft	Zirka 30 %	Schmerz, Irritation	25 bis 50 Euro pro Sitzung
Photothermolyse	2-5 Sitzungen beim Hautarzt	Zum Teil dauerhaft	30-50 %, abhängig von der Anagenhaarquote	Verbrennung, Schmerz, Hyperpigmentierung	60-100 Euro pro Behandlung. Etwa 5-10 Behandlungen nötig

Tab. 4.4: Therapiemöglichkeiten bei unerwünschtem Haarwuchs (Beispiel Oberlippe und Kinn).

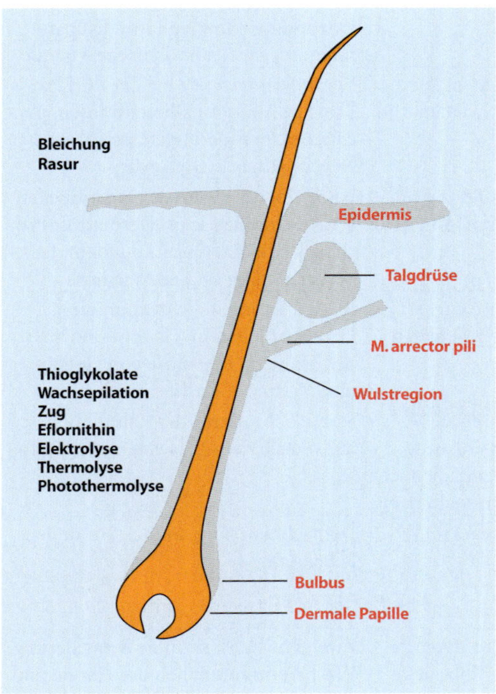

Abb. 4.9: Ansatzpunkte verschiedener Hypertrichose-Therapien.

Bei der **Wachsepilation** wird warmes Wachs auf das zu enthaarende Areal, meist die Unterschenkel, aufgebracht. Nach dem Abkühlen wird das Wachs ruckartig von der Haut abgezogen. Alle Haare, die im Wachs eingebettet sind, werden hierdurch entfernt. Vorteil dieses Verfahrens ist, daß die enthaarten Areale für 1 - 2 Wochen haarfrei sind und daß in einer Sitzung größere Flächen auf einmal behandelt werden können. Nachteilig ist die Schmerzhaftigkeit und die Möglichkeit des Auftretens von Entzündungen oder gar Vernarbungen.

Mit Hilfe der **Rasur** lassen sich Haare ebenfalls auf mechanischem Wege temporär entfernen. Vorteil ist die einfache und rasche Durchführbarkeit. Nachteil ist der nur kurz anhaltende Effekt mit Nachwachsen abgeschnittener und deshalb kräftiger erscheinender Haare. Nicht selten sind Follikulitiden, besonders im Bikinibereich, wo gekräuselte Haare anzutreffen sind.

Eine **chemische Depilation** läßt sich unter anderem mit Thioglykolaten (z. B. Veet®) erreichen. Das Prinzip dieser Behandlung beruht auf der Hydrolyse von Disulfidbrücken im Haarschaft, die zwischen Zysteinmolekülen aufgespannt sind. Nach Auftragen der entsprechenden Präparate können die Haare nach vorgeschriebener Einwirkzeit von der Haut abgewaschen werden. Der Enthaarungseffekt ist für einige Tage anhaltend. Zur Entfernung sehr kräftiger Terminalhaare sind Thioglykolate aufgrund des langsamen Wirkungseintritts nicht geeignet.

Bei der **Elektrolyse** handelt es sich um eine Gewebezerstörung durch Natriumhydroxid, welches bei einer niedrigen Stromstärke aus Kochsalz und Wasser im Haarfollikel entsteht. Die chemische Reaktion und davon gefolgte Gewebsdestruktion benötigt 30 bis 60 Sekunden pro Haarfollikel und ist somit relativ zeitintensiv. Nur mit Hilfe einer Mehrnadeltechnik lassen sich in einer Sitzung durch eine versierte Kosmetikerin größere Areale behandeln. Aufgrund des langen Stromflusses kann die Behandlung schmerzhaft sein. Die Wirksamkeit wird sehr unterschiedlich beurteilt.

Bei der **Thermolyse** handelt es sich um kurzzeitige, hochfrequente Stromflüsse. Bei Verwendung einer manuellen Technik fließen relativ geringe Intensitäten der oszillierenden Ströme, die Einwirkzeit ist mit 3 bis 20 Sekunden pro Haarfollikel relativ lang. Die Epilation mittels Elektrolyse und Thermolyse ist nur bei aktiv wachsenden Anagenhaaren effektiv. Nur hier kann die Epilationsnadel so tief in den Haarkanal gesteckt werden, dass sowohl dermale Papille als auch Wulstregion chemisch oder thermisch destruiert werden.

Damit bei der Elektro- und Thermolyse nur aktiv wachsende Haare behandelt werden, empfiehlt sich drei Tage vor dem Epilationstermin eine Rasur. Alle nachwachsenden Haare befinden sich dann im Anagenstadium und sind somit einer Therapie zugänglich. Wiederholungsbehandlungen sollten in etwa 3-monatigen Abständen durchgeführt werden, da dann auch viele der vorher gerade ruhenden Telogenhaare wieder im empfindlichen Anagenstadium sind. Als Nebenwirkung von Elektrolyse und Thermolyse können Follikulitiden und Hyperpigmentierungen auftreten, bei zu intensiver Therapie sogar Narben.

In den letzten Jahren haben sich durch moderne **Laser- und Lichttechnologien** neue therapeutische Optionen eröffnet. Eine Möglichkeit stellt die selektive Photothermolyse mit den Blitzlampen EpiLight© oder PhotoDerm© dar. Auch Lasersysteme wie der Alexandrit-, der Rubin-, der Nd-YAG- und der Diodenlaser können zur Epilation eingesetzt werden.

Bei den **Blitzlampen** wird der vom Gerät abgegebene Lichtimpuls eines bestimmten Wellenlängenspektrums zwischen 590 und 1200 nm vom Melanin des Haarschaftes und Haarfollikels absorbiert. Energie wird in Form von Wärme frei. Ein erneuter Impuls wird so appliziert, dass er zwischen die Relaxationszeit für die Epidermis (8 - 10 msec) und des Haarfollikels (20 - 40 msec) fällt (Abb. 4.10).

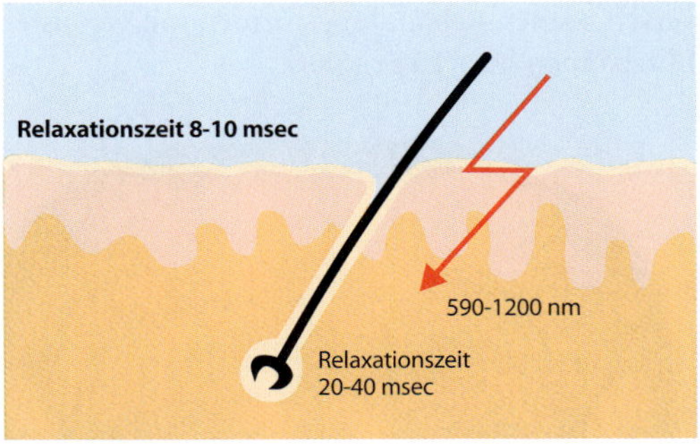

Abb. 4.10: Prinzip der selektiven Photothermolyse.

Hierdurch wird gewährleistet, dass die Epidermis durch Konduktion wieder die gesamte Energie als Wärme abgeben kann und somit nicht geschädigt wird. Unterstützend wirkt eine Kühlung der Haut durch ein Gel-Eis-Gemisch oder spezielle Stickstoff-Kühlgebläse. Im Haarfollikel wird die Wärme dagegen akkumuliert und der Follikel durch Protein-Denaturierung zerstört. Die Umgebung des Follikels wird kaum geschädigt. Die Relaxationszeit des Haarfollikels ist abhängig von seiner Dicke. Das optimale Wellenlängenspektrum ist abhängig von der Haarfarbe und von der Tiefe der Haarfollikel, die je nach Körperregion variiert.

Es können nur solche Haare dauerhaft entfernt werden, die zum Zeitpunkt der Behandlung in der Anagenphase sind. Nur dann befindet sich das energieübertragende Melanin des Bulbus in direkter Nachbarschaft zur dermalen Papille, die durch die Behandlung zerstört werden muss. Der Anteil der gerade wachsenden Anagenhaare variiert je nach Körperregion. Am behaarten Kopf beträgt er etwa 85 %, im Oberlippenbereich 65 % und an den Augenbrauen nur etwa 10 %. Entsprechend ist die Patientin auf die relativ geringen Ansprechraten pro Eingriff hinzuweisen. Neben der dermalen Papille dürfte auch der höher liegenden Wulstregion des Haarfollikels eine entscheidende Rolle für die dauerhafte Zerstörung des Haarfollikels zukommen. Erst seit wenigen Jahren weiß man durch die Arbeiten von Cotsarelis et al., daß in der Wulstregion Stammzellen des Haarfollikels lokalisiert sind. Wünschenswert wäre der Einsatz von Methoden, die eine Erhöhung des Anagenanteils erzielen. So induziert eine Wachsepilation nach einigen Wochen bei fast allen Haarfollikeln eine Anagenphase, was die Ansprechrate pro Epilationsbehandlung deutlich erhöhen dürfte. Bislang liegen noch keine Langzeitstudien zur Effektivität der verschiedenen Behandlungsformen mit gepulsten Blitzlampen oder Lasern vor.

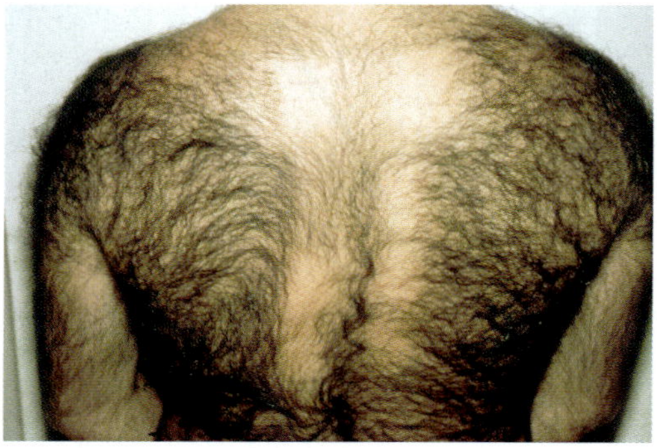

Abb. 4.11: Beispiel eines Patienten mit verschiedenen behandelten Feldern am Rücken.

Ein neues Verfahren zur Behandlung der Gesichts-Hypertrichose stellt die medikamentöse Inhibition der Ornithindekarboxylase durch **Eflornithin** (Vaniqa®) dar. Ornithindekarboxylase scheint für das Haarwachstum von großer Bedeutung zu sein. In verschiedenen Studien konnte gezeigt werden, dass äußerlich aufgetragenes Eflornithin durch eine Hemmung der Ornithindekarboxylase in der Lage ist, das Haarwachstum zu hemmen. Insgesamt konnten 70 % der Frauen von einer zwei mal täglichen Anwendung der Eflornithin-Creme im Gesicht profitieren, davon 35 % deutlich (Abb. 4.12). Der Therapieeffekt tritt meist nach 6-8 Wochen ein.

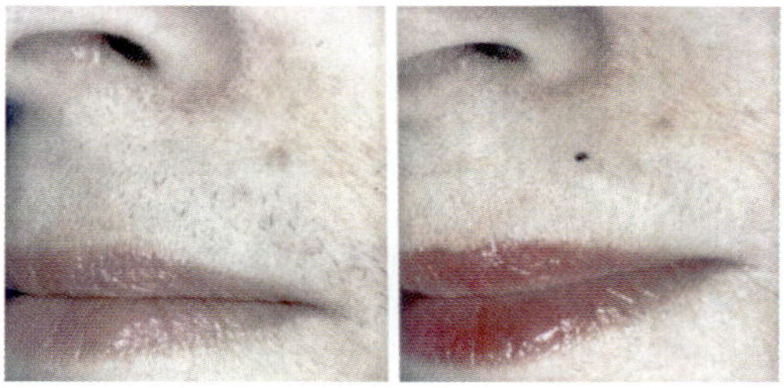

Abb. 4.12: Verminderung des unerwünschten Haarwuchses durch Eflornithin-Creme (Vaniqa®). Links vor Therapie, rechts nach zwei mal täglicher Anwendung.

4.5. Hirsutismus

Definition

Als **Hirsutismus** wird die pathologisch vermehrte Körperbehaarung vom männlichen Muster bei der Frau bezeichnet. Prädilektionsstellen sind hierbei insbesondere Oberlippe und Kinn, Sternum, Brustwarzen, Linea alba und Innenseite der Oberschenkel. Die vermehrte Behaarung wird im wesentlichen durch eine verstärkte Androgenwirkung verursacht. Diese ist meist bedingt durch erhöhte Empfindlichkeit der Haarfollikelzellen auf Androgene; die Androgenspiegel im Serum sind oft normal. Betroffen sind nur die Regionen, deren Haarwurzeln androgensensibel sind.

Wichtig ist eine Unterscheidung der Begriffe Hypertrichose, Androgenisierung, Hirsutismus und Virilisierung.

Bei der **Hypertrichose** handelt es sich um eine allgemeine Vermehrung der Körperbehaarung, ohne Bevorzugung androgenabhängiger Regionen.

Bei der **Androgenisierung** handelt es sich um das Auftreten von Hirsutismus, androgenetischer Alopezie, Seborrhoe und Akne ("SAHA-Syndrom").

Hirsutismus ist ein Teilsymptom der Virilisierung. Unter **Virilisierung** (Vermännlichung) versteht man eine allgemeine Differenzierung des weiblichen Körpers in die männliche Richtung. Weitere Virilisierungserscheinungen sind männlicher Phänotyp mit kräftiger Muskulatur, Klitorishypertrophie, Vertiefung der Stimme, sowie gelegentlich Unterentwicklung der Mammae, des Uterus, der äußeren Genitalien. Dadurch auch Amenorrhoe.

Pathogenese

Einem Hirsutismus kann eine Vielzahl von Ursachen zugrunde liegen. Zum einen muß zwischen endokrinen und nicht-endokrinen Ursachen unterschieden werden. Zum anderen sollte das Lebensalter berücksichtigt werden.

Bei einem **Hirsutismus vor der Pubertät** muß insbesondere an ein kongenitales adrenogenitales Syndrom und an Ovarial- und Nebennierenrindentumoren gedacht werden. Üblicherweise geht das Wachstum der Scham- und Achselbehaarung der Menarche um 2 Jahre voraus.

Bei **geschlechtsreifen Frauen** findet sich häufig eine diskrete Form des Hirsutismus, bei dem sich auch nach intensiver Diagnostik keine Hyperandrogenämie feststellen läßt. In diesen Fällen spricht man von **idiopathischem Hirsutismus.** Diese Diagnose sollte nur gestellt werden, wenn der Befund diskret ist und Virilisierungserscheinungen fehlen. Häufig ist die Ursache eine genetische Überempfindlichkeit der Haarfollikel gegenüber Androgenen. Weitere Ursachen eines nicht endokrin bedingten Hirsutismus können Anorexia nervosa und neurologische Erkrankungen sein.

Die Medikamentenanamnese bei der Abklärung des Hirsutismus ist besonders wichtig, da eine Vielzahl von Pharmaka dosisabhängig entsprechende Erscheinungen auslösen können (Tab. 4.5). Nach Absetzen der Therapie ist der medikamentöse Hirsutismus meist reversibel.

- Anabolika
- Androgene
- Diazoxid
- Diphenylhydantoin
- Glukokortikoide
- Gonadotropine
- Ketoconazol
- D-Penicillamin
- Phenytoin
- Gestagene
- Spironolakton

Tab. 4.5: Medikamentöser Hirsutismus (Auswahl).

Beim **endokrinen Hirsutismus** können Überfunktionen, benigne oder maligne Tumoren der Nebennierenrinde, der Ovarien oder der Hypophyse ursächlich sein.

Ein Hirsutismus kann auch während einer Schwangerschaft auftreten. Bei rasch zunehmender Behaarung in der Schwangerschaft ist an ein Luteom zu denken.

Angeborene Ursachen für einen Hirsutismus können Pseudohermaphroditismus femininus oder eine Gonadendysgenesie sein.

Viele Frauen entwickeln **nach der Menopause** Zeichen eines Hirsutismus. Meist lassen sich keine erhöhten Androgenspiegel nachweisen. Vermutet wird ein relatives Übergewicht der Nebennierenrindenandrogene bei Nachlassen der Ovarialtätigkeit.

Beim Syndrom der polyzystischen Ovarien (Stein-Leventhal-Syndrom) finden sich oft erhöhte Androgenspiegel im Serum.

Klinik

Pathologisch vermehrte Körperbehaarung vom männlichen Muster insbesondere an:

- Oberlippe und Kinn
- Mamillen
- Linea alba
- Innenseite der Oberschenkel

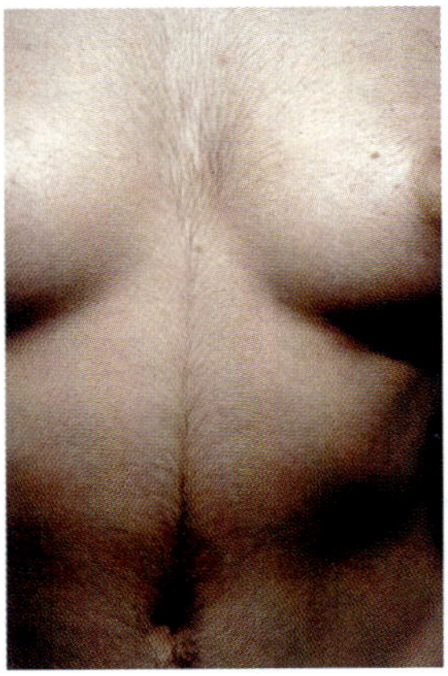

a

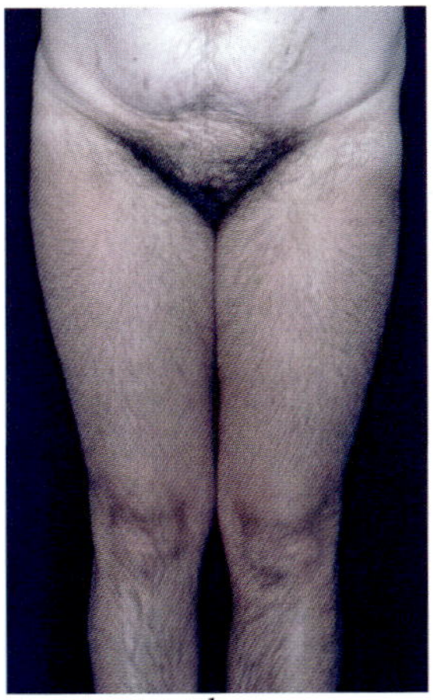

b

Abb. 4.13a+b: Hirsutismus bei jüngerer und älterer Frau.

Diagnostik

Wichtig ist eine genaue Anamneseerhebung:

- Erfassung genetischer Faktoren
- Alter bei Erkrankungsbeginn
- Einnahme von Pharmaka
- Dauer und Progredienz der Erkrankung
- Zyklusstörungen
- Sterilität
- Virilisierungserscheinungen
- Akne
- Seborrhoe
- Alopezie
- Libido
- Bisherige therapeutische Maßnahmen

Bei der Untersuchung ist auf die Stärke und Verteilung der Behaarung, auf Virilisierungserscheinungen, andere androgenetische Hautaffektionen oder Zeichen eines Hyperkortizismus zu achten. Weiterhin ist der Genitalbefund wichtig.

Laboranalytisch ist in erster Linie die Bestimmung des Testosterons und des Dihydroepiandrosteronsulfats (DHEA-S) im Serum wichtig. Gegebenenfalls sind Suppressions-Tests und der ACTH-Test sinnvoll.

Eine Zyklusdiagnostik und der Ausschluß eines Syndroms der polyzystischen Ovarien (PCO-Syndrom) mittels Sonografie sind gelegentlich indiziert. Selten ist eine Chromosomenanalyse zur Bestimmung des Kerngeschlechtes notwendig.

Die Abklärung des Hirsutimus sollte interdisziplinär in Zusammenarbeit mit Gynäkologen erfolgen.

Bei unauffälliger Zyklusanamnese und nur leichtem Hirsutismus ist eine Hormondiagnostik nicht unbedingt notwendig.

Prognose und Therapie

Prognose und Therapie sind abhängig von der zugrundeliegenden Störung.

Immer können lokal wirksame Verfahren zur Entfernung der Haare, wie in Kap. 4.4. beschrieben, angewandt werden.

Bei androgenbildenden Tumoren steht deren operative Entfernung im Vordergrund. Beim adrenalen Hirsutismus wird die Androgenproduktion der Nebennierenrinde durch Kortikosteroide unterdrückt, z.B. 5-10 mg Dexamethason pro Tag.

Beim ovariellen, nicht tumorbedingten Hirsutismus kann eine Behandlung mit Ovulationshemmern erfolgen. Die tägliche Östrogendosis sollte 50 µg/die betragen, die Gestagene dürfen keine androgene Partialwirkung haben. Sinnvoll ist der Einsatz von Gestagenen mit antiandrogener Partialwirkung wie Chlormadinonacetat (Belara®, Neo-Eunomin®) oder Cyproteronacetat (Diane 35®, Androcur®).

Spironolakton oder Cimetidin werden ebenfalls zur Behandlung eingesetzt, auf eine Zulassung des jeweiligen Präparates für die entsprechende Indikation ist jedoch zu achten.

Literatur

Braun-Falco O, Plewig G, Wolff HH (1995) Erkrankungen der Haare. In: Dermatologie und Venerologie. Springer, Berlin, S. 992-1028

Bumb RA, Makkar RK, Sulemani AA (1995) Acquired hypertrichosis singularis. Arch Dermatol 131:617

Camacho F (1997) Hypertrichosis. In: Camacho F, Montagna W. Trichology. Aula Medica Group, Madrid, pp 243-264

Caputo R, Crosti C, Menni S (1991) "Haarkrankheiten im Kindesalter" In: Orfanos CE. Haar und Haarkrankheiten. Gustav Fischer Verlag, Stuttgart New York, S. 771-796

Erenus M, Yücelten D, Durmusoglu F, Gürbüz O (1997) Comparison of finasteride versus spironolactone in the treatment of idiopathic hirsutism. Fertil Steril 68:1000-1003

Hammerstein J, Cupceancu B (1969) Behandlung des Hirsutismus mit Cyproteronacetat. Dtsch Med Wschr 94:829-834

Imthurn B (1997) Pathogenese und Diagnostik von Androgenisierungserscheinungen. Praxis 86:993-995

Janaki VR, Premalatha S, Rao NR, Thambiah AS (1980) Lawrence-Seip syndrome. Br J Dermatol 103:693-696

Kanitakis J, Claudy A (2002) Rubinstein-Taybi syndrome (synonyms: Broad thumbs and great toes, characteristic facies, and mental retardation - Broad thumb-hallux syndrome). Eur J Dermatol 12:107-109

Kelestimur F, Sahin Y (1998) Comparison of Diane 35 and Diane 35 plus spironolactone in the treatment of hirsutism. Fertil Steril 69:66-69

Kunte C, Wolff H (2001) Aktuelle Therapie der Hypertrichosen. Hautarzt 52:993-997

Mau UA, Backsch C, Schaudt H, Trefz FK, Kaiser P (2000) Three-year-old girl with partial trisomy 4p and partial monosomy 8p with resemblance to Brachmann-de Lange syndrome - another locus for Brachmann-de Lange syndrome on 4p? Am J Med Genet 91:180-184

Müderris II, Bayram F, Güven M (2000) A prospective, randomized trial comparing flutamide (250 mg/d) and finasteride (5 mg/d) in the treatment of hirsutism. Fertil Steril 73:984-987

Orfanos CE, Hertel H (1988) Haarwachstumsstörungen bei Hyperprolaktinämie. Z Hautkr 63:23-26

Peluso AM, Misciali C, Vincenzi C, Tosti A (1997) Diffuse hypertrichosis during treatment with 5 % topical minoxidil. Br J Dermatol 136:118-120

Raulin C, Greve B (2000) Aktueller Stand der Photoepilation. Hautarzt 51:809-817

Russell KL, Ming JE, Patel K, Jukofsky L, Magnusson M, Krantz ID (2001). Dominant paternal transmission of Cornelia de Lange syndrome: A new case and review of 25 previously reported familial recurrences. Am J Med Genet 104:267-276

Sahin Y, Dilber S, Kelestimur F (2001) Comparison of Diane 35 and Diane 35 plus finasteride in the treatment of hirsutism. Fertil Steril 75:496-500

Sommer S, C. R, Sheehan-Dare R (1999) Facial hirsutism treated with the normal-mode ruby laser: Result of a 12-month follow-up study. J Am Acad Dermatol 41:974-979

Sperling LC, Heimer WL (1993) Androgen biology as a basis for the diagnosis and treatment of androgenic disorders in women. II. J Am Acad Dermatol 28:901-916

Vashi RA, Mancini AJ, Paller AS (2001) Primary generalized and localized hypertrichosis in children. Arch Dermatol 137:877-884

Wenger DA, Rafi MA, Luzi P, Datto J, Costantino-Ceccarini E (2000) Krabbe disease: Genetic aspects and progress toward therapy. Mol Genet Metab 70:1-9

Yücelten D, Erenus M, Gürbüz O, Durmusoglu F (1999) Recurrence rate of hirsutism after 3 different antiandrogen therapies. J Am Acad Dermatol 41:64-68

Zemtsov A, Wilson L (1997) Successful treatment of hirsutism in HAIR-AN syndrome using flutamide, spironolactone, and birth control therapy. Arch Dermatol 133:431-433

Veränderungen der Haarfarbe

5. Veränderungen der Haarfarbe

Die Haarfarbe des Menschen wird durch verschiedene Faktoren beeinflußt. Entscheidend sind der Pigmentgehalt des Haarschaftes und physikalische Effekte. Zu den physikalischen Einflüssen gehören Lichtreflexion und -absorption, die durch Haardicke, Schaftform und Ultrastruktur bestimmt werden. Der Eindruck weißen Haares beim Fehlen von Melanin entsteht vornehmlich durch Reflexion des Lichtes. Schwarzes Haar absorbiert das Licht. Die Haarfarbe hat ein Spektrum von grau, gelb, braun, rot bis schwarz.

Die Haarfarbe wird durch Melanin und physikalische Faktoren bestimmt.

Die in der Basalzellschicht der Epidermis lokalisierten dendritisch verzweigten **Melanozyten** produzieren und speichern in ihren Melanosomen Melanin. Die Melanosomen werden an die benachbarten Keratinozyten abgegeben. Die strukturelle und funktionelle Einheit aus einem Melanozyt und etwa 36 Keratinozyten heißt epidermale Melanineinheit. Die Melanozyten, die für die Pigmentierung der Haare verantwortlich sind, sind im Haarbulbus an der Spitze der dermalen Papille lokalisiert (Abb. 5.1).

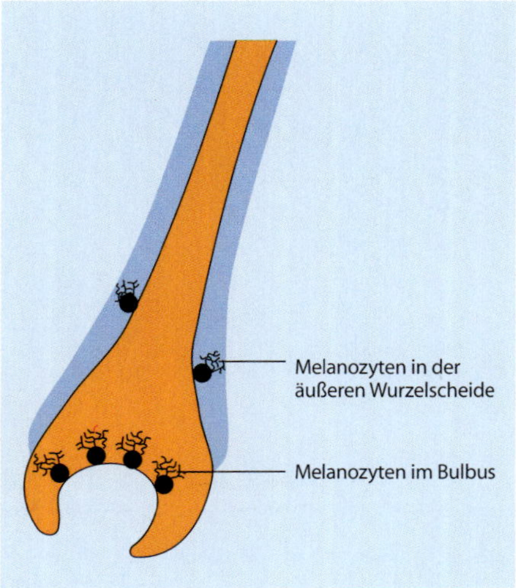

Abb. 5.1: Melanozyten im Haarfollikel.

Sie sind nur in der Anagenphase aktiv. Früher glaubte man, daß sie in der Telogenphase verschwinden würden, heute weiß man jedoch, daß die Melanozyten auf der Papille in einer verkleinerten adendritischen Form persistieren. Melanozyten finden sich zudem in der äußeren Wurzelscheide (Abb. 5.1). Dort sind sie im allgemeinen nicht aktiv.

Bekannt sind drei **Melaninklassen**: Eumelanin, Phäomelanin und Neuromelanin. Entscheidend für die Ausbildung der Haarfarbe sind die schwarz-braunen Eumelanine, die durch enzymatische Oxidation von Tyrosin entstehen, die gelb bis rotbraunen Phäomelanine, die durch Reaktion mit Cystein entstehen. Die Trichochrome sind den Phäomelaninen zuzuordnen und vor allem in roten Haaren des Menschen vorhanden (Abb. 5.2).

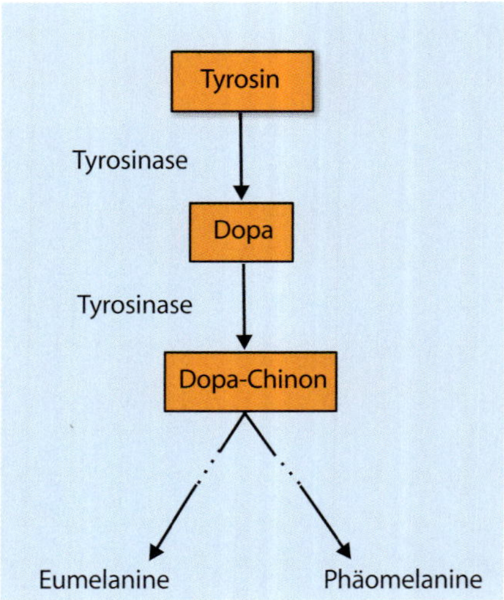

Abb. 5.2: Melanogenese.

Bei der Stimulation der Melanogenese und damit auch der Festlegung der Haarfarbe, spielen endokrine Faktoren eine Rolle. Insbesondere seien hier α-, β- und γ-MSH (Melanozyten stimulierendes Hormon), β-Endorphin, ACTH (Adrenocorticotropes Hormon) und β-LPH (β-Lipotropin) genannt. Unklar ist die Rolle der Östrogene, wie auch die genaue physiologische Bedeutung oben genannter Hormone.

Tabelle 5.1. zeigt die wichtigsten Störungen der Melaninpigmentierung.

- Angeboren: z.B. Menkes-Syndrom
  Erworben: z.B. Ergrauen
- Lebenslang lokalisiert: Piebaldismus
  Lokalisiert oder diffus: Vitiligo
- Hyperpigmentierung: z.B. postinflammatorisch
- Hypopigmentierung: z.B. bei Albinismus

Ursachen:

- **Melanozytenanomalien**
  - Fehlen von Melanin: Waardenburg-Syndrom, Piebaldismus
  - Verschwinden von Melanozyten: Vitiligo, Poliosis
  - Verminderung der Melanozytenzahl: Ergrauen
- **Anomalien der Melanosomenproduktion**
  - Abnorm geformte Melanosomen: Chediak-Higashi-Syndrom, Piebaldismus
  - Störung der Melanisierung von Melanosomen: Menkes-Syndrom, Ergrauen, Albinismus, Phenylketonurie
- **Störung des Melanosomentransfers**
  - Albinismus, Chediak-Higashi-Syndrom

Tab. 5.1: Störungen der Melaninpigmentierung.

5.1. Physiologische Variationen der Haarfarbe

Die Haarfarbe ist genetisch determiniert. Der Erbgang ist komplex polygen. Weltweit dominieren dunkle, braun-schwarze Haarfarben.

Die Haarfarbe hängt von der Qualität und Quantität des von den Melanozyten produzierten Pigments ab, sowie von der Haardicke.

Blonde haben die meisten Haare am Kapillitium (etwa 120.000). Die Haare sind dünn, enthalten wenig Pigment und nahezu kein Mark.

Rothaarige haben die wenigsten Haare am Kapillitium (etwa 80.000). Ihre Haare sind dicker und enthalten die den Phäomelaninen zugehörigen Trichochrome, also rotes Melanin.

Bei Schwarzhaarigen beträgt die Haarzahl am Kapillitium etwa 100.000. Die Haare sind mitteldick und haben die größten Melanosomen, die über Medulla und Cortex des Haarschaftes verstreut sind.

Physiologisch dunkeln die Haare des Menschen im Lauf des Lebens nach. So werden Kinder mit weißblonden Haaren später oft dunkelblond oder blonde Kinder braunhaarig.

Ebenso physiologisch sind Variationen der Haarfarbe bei einem Individuum, also Unterschiede in der Farbe von Kopfhaaren, Wimpern, Bart- oder Schamhaaren. Auch kann beim einzelnen Menschen die Haarfarbe am behaarten Kopf regionäre Unterschiede aufweisen. Bei Blonden sind die Haare der Wimpern, Augenbrauen, Axillar- und Genitalregion in der Regel dunkler als am Kapillitium, bei dunkelhaarigen eher heller. Im allgemeinen finden sich die dunkelsten Haare des Menschen als Wimpern.

5.2. Endogene und exogene Noxen

Durch witterungsbedingte Alterung werden die Haare heller, vornehmlich durch Sonne. Zugrunde liegen diesem Phänomen Einrisse und Spaltbildungen zwischen Cortex und Cutikula, die Reflexion und Lichtbrechung fördern. Daher erscheinen die Haare auch bei Trichorrhexis nodosa und Pili anulati heller.

Stoffwechselerkrankungen und nutritive Mangelzustände können ebenfalls Einfluß auf die Haarfarbe haben. Phenylketonurie, Homozystinurie, perniziöse Anämie, Eisen- und Vitamin A-Mangel können zu verminderter Melanisierung (Hypomelanose) führen. Auch Kupfermangel führt zu Achromotrichie, da Kupfer das entscheidende Spurenelement für die Tyrosinase ist, die ihrerseits für die Melaninsynthese entscheidend ist (Abb. 5.2). Ein Beispiel hierfür ist das Menkes-Syndrom.

Permanenter Proteinmangel, zum Beispiel bei Kwashiorkor, führt zu braun-roter Verfärbung schwarzen Haares und Blondierung braunen Haares. Intermittierender Proteinmangel erzeugt das sogenannte "Flaggenzeichen", alternierende helle und dunkle Streifen entlang eines Haares, abhängig von der Dauer des Proteinmangels. Ähnliche Erscheinungen können gelegentlich auch bei schwerer Colitis ulcerosa oder nach ausgedehnten Darmresektionen gesehen werden. Bei Porphyria cutanea tarda sind dunkel pigmentierte Haare periokulär typisch.

Applikation von Medikamenten oder Kontakt mit organischen und anorganischen chemischen Verbindungen, vornehmlich beruflich bedingt, können ebenfalls zu Farbveränderungen führen (Tab. 5.2).

	Mögliche Farbveränderung
Topische Medikamente	
Dithranol	blondes, graues oder weißes Haar wird gelb-bräunlich
Resorcin	schwarzes oder weißes Haar wird gelb oder gelb-bräunlich
Benzoylperoxid	Bleichung
Tetrazykline	Gelbverfärbung
Pikrinsäure	Gelbverfärbung
Systemische Medikamente	
Kupfer, meist im chlorierten Schwimmbad oder aus alten Wasserleitungen	Grünverfärbung
Chloroquin, Hydroxychloroquin	blondes oder rotes Haar wird nach 3-4 monatiger Anwendung weiß oder silbrig, Interferenz mit Phäomelaninsynthese
Diazoxid, Minoxidil	Haar wird dunkler
Carbidopa, Bromocriptin	weißes Haar wird dunkler
Mephenesin, Triparanol, Butyrophenon, Haloperidol, Bleomycin	reversibler Pigmentverlust (Ergrauen)
Kobalt bei Industriearbeitern	Hellblau
Indigo bei Industriearbeitern	Dunkelblau
Zigarettenrauch	Gelbverfärbung weißen oder grauen Haares
Trinitrotoluol bei Industriearbeitern	Rotbraune Haare, gelbe Haut

Tab. 5.2: Substanzen, die zu Farbveränderungen der Haare führen können (Auswahl).

5.3. Hypomelanosen und Albinismus

Eine verstärkte, reduzierte oder fehlende Pigmentierung des Haares kann angeboren oder erworben, lokalisiert oder diffus auftreten. Ursächlich können ein Mangel oder Fehlen von Melanozyten, Störung bei der Melanin- oder Melanosomensynthese oder Transportstörungen der Melanosomen in Keratinozyten sein (Tab. 5.1).

5.3.1. Poliosis

Definition

Poliosis ist ein lokalisiertes Auftreten pigmentloser Haare aufgrund eines Mangels oder Fehlens von Melanin in einer Reihe benachbarter Haarfollikel.

Klinik

Eine Poliosis kann jede Körperregion betreffen und kann als Teil verschiedener erworbener oder hereditärer Syndrome, oder für sich alleinstehend vorkommen.

Umschriebene Poliosisherde finden sich häufig in nachwachsenden Herden bei Alopecia areata. Gelegentlich wird eine lokalisierte Weißverfärbung der Haare nach profunden Lokalinfektionen wie Zoster oder nach Röntgenbestrahlung beobachtet.

Die Poliosis (Abb. 5.3) als weiße Stirnlocke tritt in etwa 90 % beim Piebaldismus auf und ist diagnostisch oft wegweisend.

Piebaldismus, partieller Albinismus, ist eine autosomal dominante Erkrankung mit scharf begrenzten, fleckförmigen, oft bizarr konfigurierten Herden ohne Pigment, die lebenslang in dieser Form bestehen bleiben (Abb. 5.4). Die Herde können am gesamten Integument auftreten, bevorzugen aber den Rumpf. Der Gendefekt wird auf Chromosom 4 angenommen. Differentialdiagnostisch abzugrenzen sind

- Vitiligo
- Naevus achromicus
- Naevus anämicus

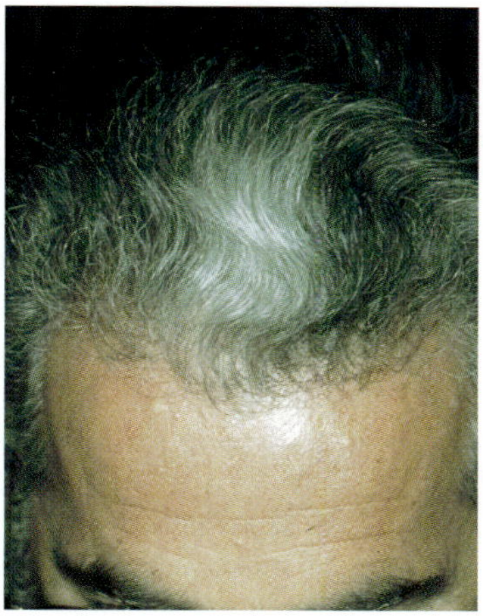

Abb. 5.3: Poliosis: Weiße Stirnlocke.

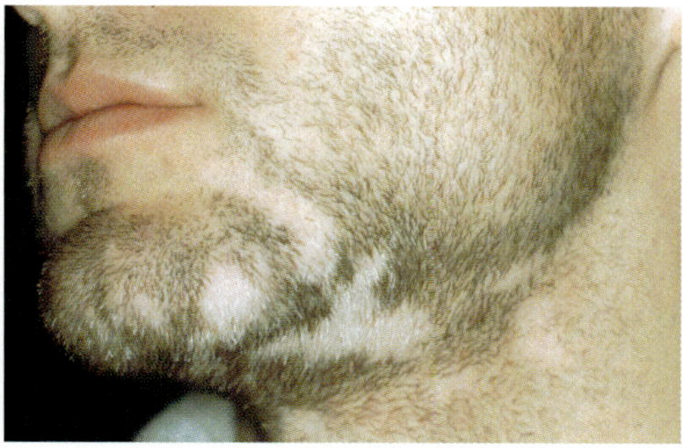

Abb. 5.4: Piebaldismus: Weiße Haare im Bartbereich.

Weitere Erkrankungen mit Farbveränderungen der Haare, vornehmlich Depigmentierungen, sind in Tab. 5.3 zusammengefaßt.

5.3.2. Ergrauen

Synonym: Canities

Definition

Ergrauen, beziehungsweise Weißwerden der Haare, ist ein typisches Zeichen des normalen Alterungsprozesses beim Menschen.

Pathogenese

Die Haare werden eigentlich nicht grau sondern weiß. Die graue Farbe ist ein optischer Effekt, bedingt durch das gleichzeitige Vorhandensein pigmentierter und depigmentierter Haare. Nachlassen der Melanozytenfunktion, insbesondere der Tyrosinaseaktivität, führt zu zunehmendem Pigmentverlust des Haarschaftes. Diese Erscheinungen können an einem einzelnen Haar beobachtet werden. Während an der Haarspitze die Haarfarbe noch normal ist, nimmt die Pigmentierung entlang des Schaftes ab, bis das Haar kein Pigment mehr enthält. Die weiße Farbe des Haares resultiert aus der Eigenfarbe des Haarkeratins und der Reflexion des Lichtes. Der Beginn des Ergrauens ist genetisch bestimmt.

Klinik

Das Ergrauen beginnt bei Kaukasiern im Alter von etwa Mitte Dreißig. Im Alter von 50 Jahren sind bei etwa 50 % der Menschen 50 % weiße Haare sichtbar. Bei Schwarzen setzt das Ergrauen erst mit Mitte Vierzig ein. Barthaare werden üblicherweise noch vor den Haaren des Kapillitiums und vor den Körperhaaren weiß. Am Kapillitium sind zunächst meist die Schläfen betroffen.

Therapie

Keine Notwendigkeit. Falls gewünscht, Färben oder Tönen der Haare.

Akutes Ergrauen über Nacht ist in der Literatur vereinzelt beschrieben worden. Hierbei handelt es sich wahrscheinlich um den selektiven Ausfall pigmentierter Haare bei einem akuten Schub einer diffusen Alopecia areata. Übrig bleiben die weniger empfindlichen depigmentierten Haare.

Von **frühzeitigem Ergrauen** spricht man, wenn Kaukasier vor dem 20. Lebensjahr und Schwarze vor dem 30. Lebensjahr weiße Haare entwickeln. Vermutet wird ein autosomal dominanter Mechanismus mit unterschiedlicher Expressivität. **Frühzeitiges und rasches Ergrauen** kann bei schwerer Krankheit wie nach schwerem Fieber vorkommen. Zudem sollte man an die relativ häufig vorkommende perniziöse Anämie und andere Autoimmun-Endokrinopathien, Vitamin A-Mangel, Eisenmangelanämien und Malignome denken.

Vorzeitiges Ergrauen kann Teilsymptom seltener Syndrome sein, wie:

- Progerien
- Werner-Syndrom
- Muskeldystrophie
- Böök-Syndrom (palmoplantare Hyperhidrose und Keratosen, Aplasie der Prämolaren und Hypodontie)

- Rothmund-Syndrom (Livedo-racemosa-ähnliche Erytheme, zunächst in Gesicht, dann an Extremitäten und Rumpf, juvenile Katarakt, genitale Hypoplasie)

Ein Drittel der Patienten mit Cri-du-Chat-Syndrom (Chromosomenaberration mit Verlust genetischen Materials am kurzen Arm des Chromosoms 5) entwickeln frühzeitiges Ergrauen.

Erkrankung	Charakteristika	Haar- und Hauterscheinungen	Assoziierte Symptome
Tuberöse Sklerose	autosomal dominant erbliches neurokutanes Syndrom	Poliose in 60 %, hypomelanotische, blattartige Maculae	Adenoma sebaceum, Koenen Tumoren, fibromatöse Zahnfleischwucherungen, lumbosakrale Bindegewebsnävi, epileptische Anfälle, Entwicklungsverzögerung, Netzhauttumoren
Albinismus	verschiedene Formen, Tyrosinase-positiv oder -negativ	Spektrum der Haut- und Haarfarbe von weiß, gelb, grau, braun bis rot	Vielzahl verschiedener Syndrome
Hermansky-Pudlak-Syndrom	autosomal rezessiv Chromosom 10q23 Tyrosinase-positiver okulokutaner Albinismus	Haarfarbe hellrot bis braun, Hautfarbe cremegrau bis hellbraun	Blutungsneigung aufgrund Thrombozytendefekt, Ceroidablagerungen in Lunge, Darm, und anderen Organen, Lungenfibrose, Nystagmus häufig
Chédiak-Higashi-Syndrom	Tyrosinase-positiver okulokutaner Albinismus	Haarfarbe blond, dunkelbraun oder stahlgrau, Hautfarbe rosa	Störung der Lysosomenfunktion mit erhöhter Infektanfälligkeit
Griscelli-Syndrom	Partieller Albinismus mit Immundefizienz, Chromosom 15q21	Haarfarbe silbrig-metallisch	Entwicklung von Leukämien
Piebaldismus	partieller Albinismus, autosomal dominant	persistierende, pigmentfreie Hautareale, weiße Stirnlocke	
Klein-Waardenburg-Syndrom	partieller Albinismus, autosomal dominant	Piebaldismus, weiße Stirnlocke in 20 %	Lateralverschiebung der Tränenpunkte, Schädeldysplasie, konfluierende Augenbrauen, Heterochromie der Iris, kongenitale Innenohrtaubheit
Mende-Syndrom	Schwachform des Klein-Waardenburg-Syndrom	partieller Albinismus	mongoloider Habitus
Tietz-Syndrom	autosomal dominant	fleckförmige Pigmentlosigkeit an Haut und Haar	Taubheit, Augenbrauen-Hypoplasie

Woolf-Dolowitz-Aldous-Syndrom	autosomal-rezessiv, partieller Albinismus	Piebaldismus	angeborene subtotale Innenohrschwerhörigkeit oder Taubheit
Vogt-Koyanagi-Harada-Syndrom	erworben, postfebril mit enzephalitischen oder meningitischen Erscheinungen	Vitiligo, Poliosis	exsudative Uveitis, Dysakusis, Schwerhörigkeit oder Taubheit, Tinnitus, Alopecia areata
Alezzandrini-Syndrom		unilaterale faziale Vitiligo, Poliosis von Augenbrauen und Wimpern	Retinitis, Taubheit
Vitiligo	erworbene Depigmentierung durch Melanozytenuntergang	scharf begrenzte, depigmentierte Hautareale, Größenzunahme	Augensymptome (Uveitis), Autoimmunerkrankungen
Phenylketonurie	autosomal-rezessiv, Defekt der Phenylalaninhydroxylase, die die Umwandlung von Phenylalanin zu Tyrosin katalysiert	Pigmentverlust an Haut und Haaren	Mentale Retardierung, neurologische Symptome wie Krampfanfälle, spastische Tetraplegie
Homozystinurie	autosomal-rezessiv, Vorkommen bei einer Reihe von Stoffwechselerkrankungen	Reduktion der Pigmentierung an Haut und Haar	Hochwuchs, Arachnodaktylie, Linsenluxation, thromboembolische Komplikationen
Alopecia areata	Autoimmunerkrankung durch T-Lymphozyten (s.a. Kap. 6.3.)	fleckförmige, reversible Haarlosigkeit bis kompletter Verlust aller Körperhaare, anfangs gelegentlich Nachwachsen unpigmentierter Haare	Gelegentlich Assoziation mit anderen Autoimmunerkrankungen
Neurofibromatose	autosomal-dominant, Neurofibromatosis generalisata, multiple Varianten	Poliose auf Neurofibromen am Kapillitium	Neurofibrome, Café-au-lait-Flecken, kleinfleckige Hyperpigmentierung der Axillen, Lisch-Knötchen, Epilepsie, Sarkome, Malignome, Akustikus-Neurinome

Tab. 5.3: Erkrankungen mit Störungen der Haarfarbe.

Literatur

Baumeister FAM, Stachel D, Schuster F, Schmid I, Schaller M, Wolff H, Weiss M, Belohradsky BH (2000) Accelerated phase in partial albinism with immunodeficiency (Griscelli syndrome): genetics and stem cell transplantation in a 2-month-old girl. Eur J Pediatr 159:74-78

Braun-Falco O, Plewig G, Wolff HH (1995) Störungen der Melaninpigmentierung. In: Dermatologie und Venerologie. Springer, Berlin, S. 913-938

Braun-Falco O, Plewig G, Wolff HH (1995) Dyschromien. In: Dermatologie und Venerologie. Springer, Berlin, S. 938-944

Braun-Falco O, Plewig G, Wolff HH (1995) Erkrankungen der Haare. In: Dermatologie und Venerologie. Springer, Berlin, S. 992-1028

Césarini JP (1991) "Haarmelanin und Haarfarbe" In: Orfanos CE. Haar und Haarkrankheiten. Gustav Fischer Verlag, Stuttgart New York, S. 137-166

Dawber PRD (1997) Hair colour. In: Camacho F, Montagna W. Trichology. Aula Medica Group, Madrid, pp 179-242

Eckes L (1985) Bemerkungen zur ethnischenVariation des Kopfhaares. Hautarzt 36:381-385

Gahl WA, Brantly m, Kaiser-Kupfer MI, et al. (1998) Genetic defects and clinical characteristics of patients with a form of oculocutaneous albinism (Hermansky-Pudlak-syndrome). N Engl J Med 338:1258-1264

Kerker B, Hood A (1989) Chemotherapy-induced cutaneous reactions. Sem Dermatol 8:173-181

Levantine A, Almeyda J (1973) Drug induced changes in pigmentation. Br J Dermatol 116:485-489

Melnik BC, Plewig G, Daldrup T (1986) Green hair: guidelines for diagnosis and therapy. J Am Acad Dermatol 15:1065-1068

Mosher DB, Fitzpatrick TB (1988) Piebaldism. Arch Dermatol 124:346-349

Nanda A, Alsaleh Q (1994) Hair discoloration caused by etretinate. Dermatol 188:172

Nanko H, Mutoh Y, Atsumi R, Kobayashi Y, Ikeda M, Yoshikawa N, Fukuda S, Kawa Y, Mizoguchi M (2000) Hair-discoloration of Japanese elite swimmers. J Dermatol 27:625-634

Ortonne JP, Prota G (1993) Hair melanins and hair color: ultrastructural and biochemical aspects. J Invest Dermatol 101:82S-89S

Rebora A, Delmonte S, Parodi A (1999) Cyclosporin A-induced hair darkening. Int J Dermatol 38:229-230

Schaffer JV, Bolognia JL (2001) The melanocortin-1 receptor. Red hair and beyond. Arch Dermatol 137:1477-1485

Seiji M, Hori Y (1991) "Hypomelanotische Haaranomalien" In: Orfanos CE. Haar und Haarkrankheiten. Gustav Fischer Verlag, Stuttgart New York, S. 467-492

Woinke M, Koksch M, Scheel H, Boehme HJ, Rühlmann CH (2001) Diagnostik des Hermansky-Pudlak-Syndroms. Dtsch Med Wschr 126:1261-1264

Alopezien

6. Alopezien

6.1. Androgenetische Alopezien

6.1.1. Androgenetische Alopezie des Mannes

Etwa jeder zweite Mann macht im Lauf seines Lebens die Beobachtung, daß sich sein Kopfhaar lichtet. Die erblich bedingte Glatzenbildung (androgenetische Alopezie) des Mannes ist keine Krankheit, sondern eine Variante des Phänotyps. Trotzdem sträuben sich zunächst fast alle Männer gegen das Schicksal der Glatze. Warum? Weil Männer mit Glatze älter wirken als Gleichaltrige mit vollem Haar. Weil man mit Haaren der Umwelt gegenüber ein *Statement* machen kann - ob als *Punk* oder *Hippie*.

Daß der Bedarf an haarwuchsfördernden Substanzen groß ist, beweisen die vollen Regale mit angeblich haarwuchsfördernden Mitteln in Drogerien und Apotheken. Wie wirksam sind sie? Gibt es medizinisch etablierte Mittel und Methoden, die Glatzenbildung aufzuhalten?

Um die Wirkweise verschiedener Therapien besser zu verstehen, sollen im folgenden zunächst Ursachen und natürlicher Verlauf der androgenetischen Alopezie dargestellt werden.

Ätiologie

Hamilton definierte 1942 drei entscheidende Faktoren für die Ausbildung der männlichen Glatze: Genetik, Androgene und Lebensalter. Da jedoch das Lebensalter, in dem sich die androgenetische Alopezie ausprägt, auch genetisch festgelegt ist, sind es nur zwei Faktoren, die Beginn, Verlauf und Intensität der männlichen Glatzenbildung bestimmen: **Genetik und Androgene** (Abb. 6.1). Aufgrund der großen Varianz in der Ausprägung der androgenetischen Alopezien, handelt es sich wahrscheinlich um mehrere relevante Gene, die sowohl von väterlicher als auch von mütterlicher Seite beigesteuert werden.

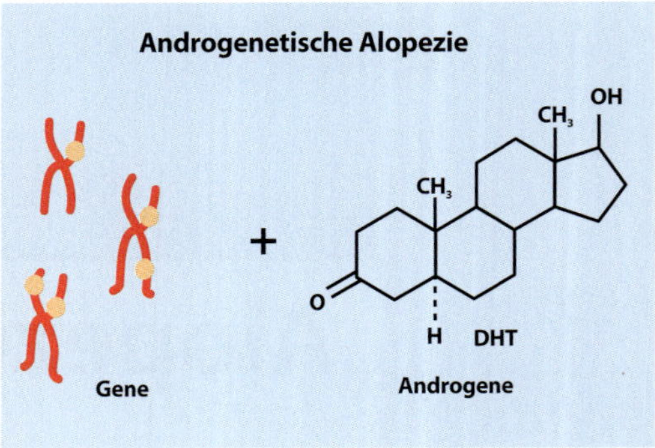

Abb. 6.1: Entscheidende Faktoren der androgenetischen Alopezie.

Zur Veranschaulichung der genetischen Komponente kann man sich folgendes Modell vorstellen: Jeder einzelne Terminalhaarfollikel am Kapillitium hat eine genetisch determinierte individuelle Lebensspanne, die man sich etwa als Sanduhr vorstellen kann. Solange diese **Lebenszeit-Sanduhr** läuft, ist der Haarfollikel gegen den negativen Einfluß der Androgene geschützt. Bei Männern mit starker genetischer Komponente sind die Sanduhren der Haarfollikel in den Geheimratsecken bereits nach 20 Lebensjahren abgelaufen, während die Haarfollikel dahinter meist noch einige Jahre länger Schonfrist haben. Am Hinterkopf ist die Lebenszeit-Sanduhr bei allen Männern genetisch blockiert - hier werden die Haare immer kräftig bleiben (Abb. 6.2 und 6.3).

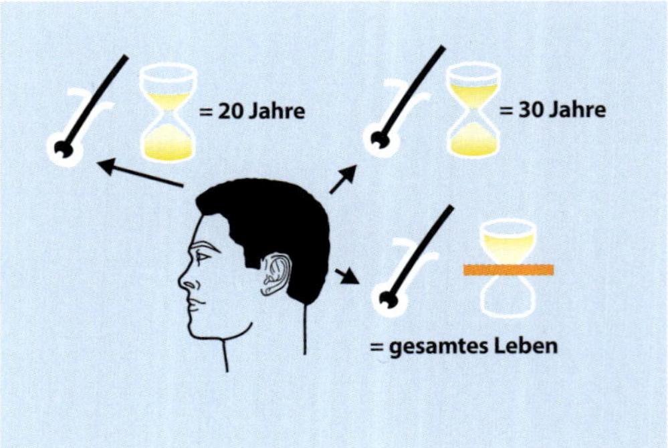

Abb. 6.2: Sanduhrmodell der androgenetischen Alopezie (Prognose).

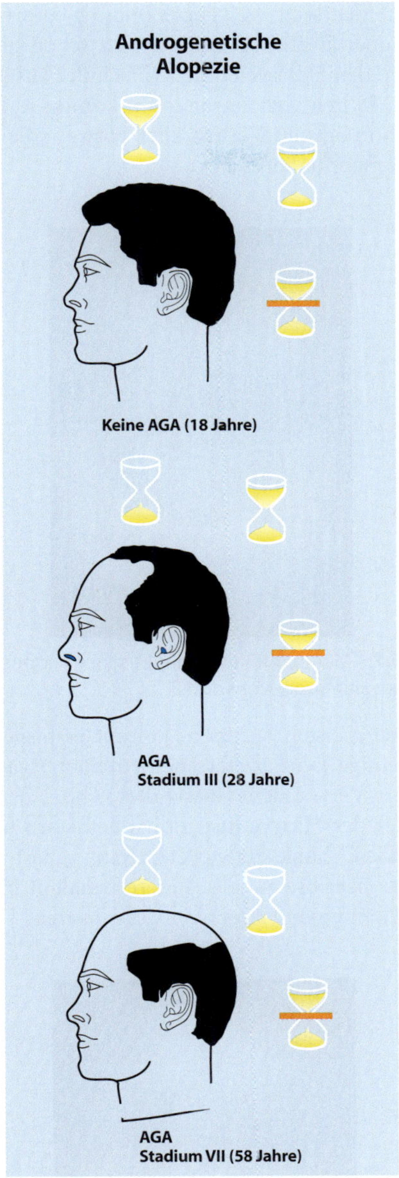

Abb. 6.3: Sanduhrmodell der androgenetischen Alopezie (zeitlicher Ablauf).

Wenn die Lebenszeit-Sanduhr eines Kopfhaarfollikels abgelaufen ist, wird er empfindlich gegen Androgene. Dies bedeutet, daß der Haarfollikel in den folgenden Jahren schrumpft, begleitet von einer immer schnelleren Abfolge immer kürzerer Wachstumszyklen (Abb. 6.4). Die geschrumpften Haarfollikel bilden schließlich nur noch dünne, kaum sichtbare Vellushaare aus - eine Glatze entsteht.

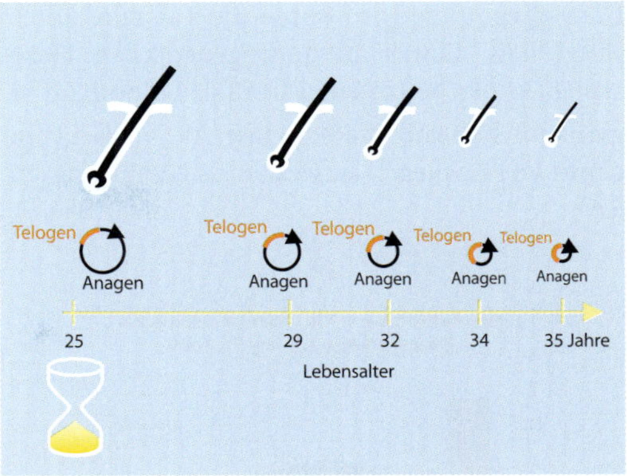

Abb. 6.4: Pathogenese der androgenetischen Alopezie: Miniaturisierung der Haarfollikel unter dem Einfluß von Dihydrotestosteron (DHT), Verkürzung der Anagenphasen.

Die Rolle der Androgene wird durch die schon von Aristoteles gemachte Beobachtung unterstrichen, daß Eunuchen nie eine Glatze entwickeln. Das für die Ausbildung der Alopezie entscheidende Androgen ist Dihydrotestosteron (DHT). Es wird mittels zweier Isoenzyme, den 5α-Reduktasen Typ I und II, aus Testosteron metabolisiert (Abb. 6.5).

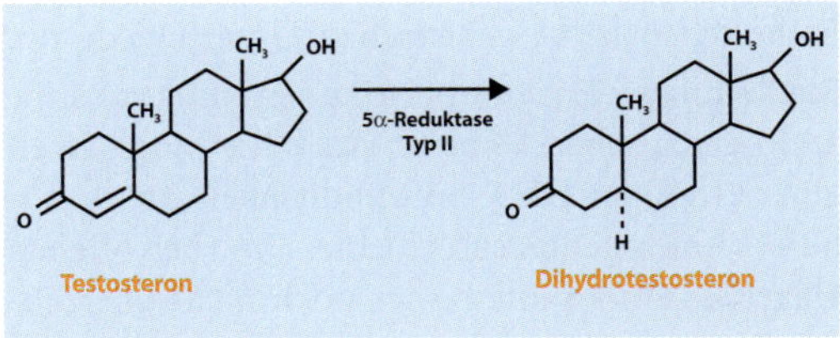

Abb. 6.5: Umwandlung von Testosteron in Dihydrotestosteron (DHT) durch das Enzym 5α-Reduktase Typ II.

Daß DHT für die androgenetische Alopezie des Mannes weit wichtiger ist als Testosteron, zeigt eine Genmutation bei dominikanischen Männern, die 1974 von Imperato-McGinley und Mitarbeitern beschrieben wurde. Diese Männer weisen einen autosomal rezessiven 5α-Reduktase Typ II Mangel auf, der bei ihnen zu erniedrigten DHT-Serumspiegeln führt. Bemerkenswert ist, daß die Männer trotz normaler Testosteronspiegel nie Akne, androgenetische Alopezie oder Prostatahyperplasie entwickeln. Der primäre Realisationsfaktor der androgenetischen Alopezie ist also nicht Testosteron, sondern DHT.

Diese Hypothese wird durch die Tatsache unterstützt, daß Männer mit androgenetischem Haarausfall in der betroffenen frontalen Kopfhaut signifikant höhere 5α-Reduktase Aktivitäten, und damit DHT-Spiegel, aufweisen als okzipital (Abb. 6.6).

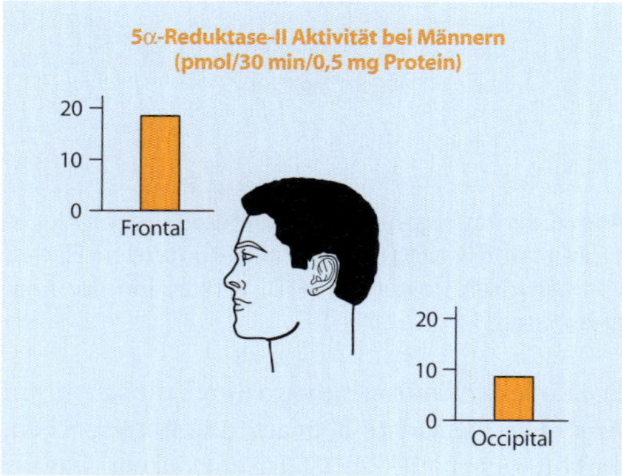

Abb. 6.6: Die 5α-Reduktase Typ II Aktivität ist bei Männern im Stirnbereich deutlich höher als am Hinterkopf. Dadurch entsteht frontal mehr DHT als occipital.

Allerdings sind die genetischen Faktoren der androgenetischen Alopezie nicht durch individuell unterschiedliche 5α-Reduktase Enzyme erklärbar. Es bestehen keine genetischen Unterschiede der 5α-Reduktase Enzyme bei Männern mit und ohne androgenetischer Alopezie. Auch die Möglichkeit einer erhöhten DHT-Empfindlichkeit durch höhere Androgenrezeptordichte in betroffenen Haarfollikeln konnte bisher noch nicht überzeugend belegt werden. Insgesamt scheint ein komplexes Zusammenspiel verschiedener genetischer Faktoren für die Ausbildung einer androgenetischen Alopezie entscheidend zu sein.

Auf der Endstrecke all dieser Vorgänge stehen erhöhte 5α-Reduktase Aktivitäten und damit verbunden erhöhte DHT-Spiegel in den betroffenen Haarfollikeln. Daher ist die Senkung des DHT-Spiegels durch Hemmung der 5α-Reduktase ein konzeptionell vielversprechender Therapieansatz der androgenetischen Alopezie.

Klinik

Die Haarlichtung beginnt meist frontotemporal in den Geheimratsecken. Der Beginn der Haarlichtung ist genetisch festgelegt. Bei besonders stark Betroffenen setzt die Glatzenbildung sofort nach der Pubertät ein, so daß sie sich schon als 16-Jährige den Hänseleien der Mitschüler ausgesetzt sehen. In den Geheimratsecken kommt es zu einem homogenen Verlust aller Haare - die Stirn wird immer höher (Abb. 6.7).

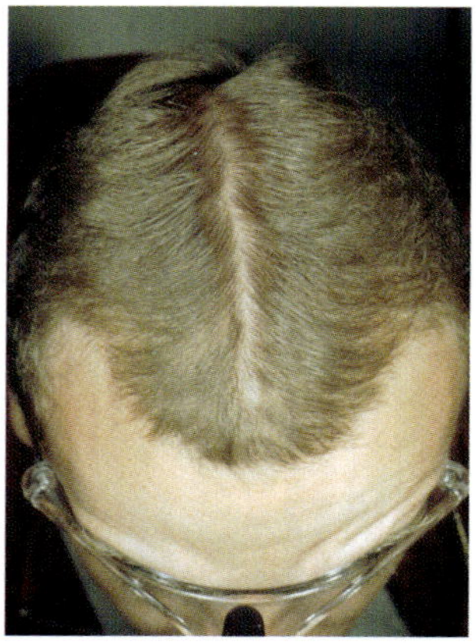

Abb. 6.7: Mann mit androgenetischer Alopezie im Stadium Hamilton-Norwood II.

Bei den meisten Männern kommt es begleitend oder einige Jahre später auch zu einer Haarlichtung im Vertex, dem Haarwirbel (Abb. 6.8). Hier verläuft der Haarverlust individuell stark unterschiedlich: Einige entwickeln relativ scharf abgegrenzte haarlose Areale, andere behalten bis ins hohe Alter einen Flaum von Vellushaaren.

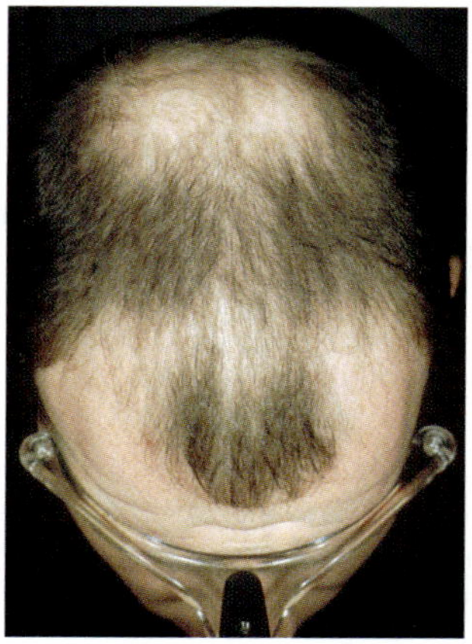

Abb. 6.8: Mann mit androgenetischer Alopezie im Stadium Hamilton-Norwood III-Vertex.

In den folgenden Jahren kommt es zur Ausdehnung der haarlosen Flächen, so daß sich schließlich frontale Haarlichtung und Vertexglatze zu einer großen Fläche vereinigen (Abb. 6.9).

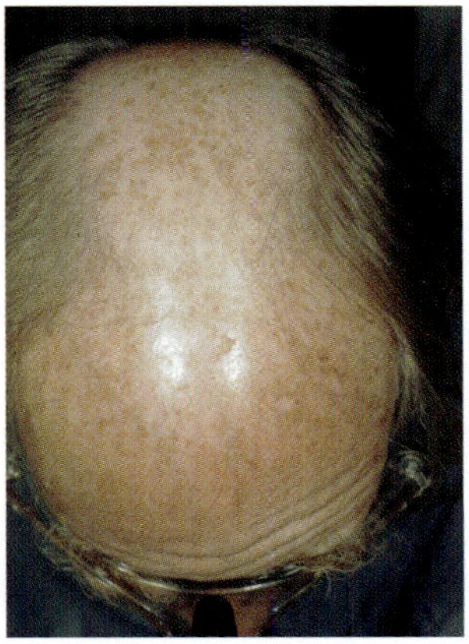

Abb. 6.9: Mann mit androgenetischer Alopezie im Stadium Hamilton-Norwood VI.

Schließlich kann sich der Haarverlust maximal ausprägen, wobei temporal und okzipital immer ein Streifen mit dichter Behaarung erhalten bleibt.

Es ist das Verdienst von Hamilton (1951) und Norwood (1975), die Stadien der männlichen Glatzenbildung beschrieben zu haben. Heute wird meist eine kombinierte **Klassifikation nach Hamilton-Norwood** verwendet (Abb. 6.10).

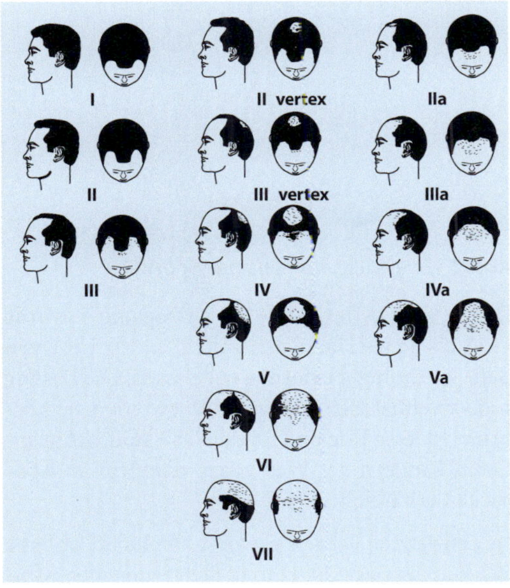

Abb. 6.10: Klassifikation der androgenetischen Alopezie nach Hamilton-Norwood.

Etwa 20 % der betroffenen Männer folgen allerdings nicht dem klassischen Haarausfallsmuster nach Hamilton-Norwood. Bei ihnen kommt es eher zu einem diffusen Haarverlust im Mittelscheitelbereich (Abb. 6.11), der an die von Ludwig 1977 beschriebene Klassifikation der androgenetischen Alopezie bei Frauen erinnert (siehe Kap. 6.1.2.).

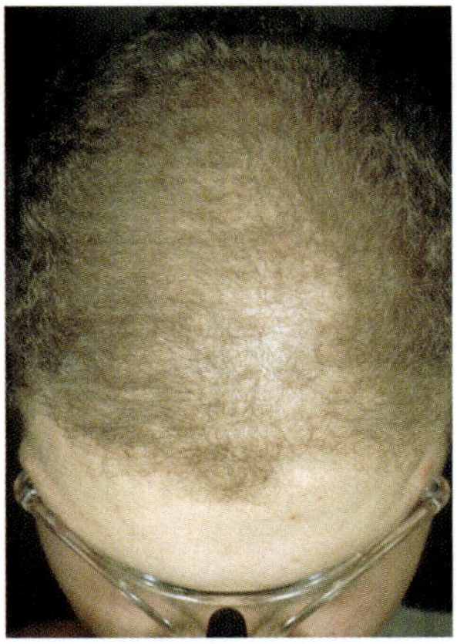

Abb. 6.11: Mann mit androgenetischer Alopezie vom weiblichen Muster, Typ Ludwig, Stadium I.

Ausmaß und Geschwindigkeit des Haarausfalls sind individuell stark unterschiedlich.

Jede Variante bezüglich Manifestationsalter, Geschwindigkeit und maximaler Ausprägung ist möglich. Bei manchen Männern setzt der sichtbare Haarverlust bereits vor dem 20. Lebensjahr ein und schreitet rasch fort; noch vor dem 30. Lebensjahr ist das Stadium Hamilton-Norwood-V, -VI oder VII erreicht. Bei anderen Männern beginnt der sichtbare Haarverlust erst nach dem 50. Lebensjahr und setzt sich nur langsam fort; selbst im hohen Alter kommt es zu keiner kompletten Glatzenbildung.

Diagnostik

Die Diagnostik der androgenetischen Alopezie des Mannes ist einfach. Zum einen finden sich die typischen Hamilton-Norwood Haarlichtungsmuster, zum anderen untermauert die Familienanamnese meist die Verdachtsdiagnose. Um die Intensität des aktuellen Haarverlustes in etwa einschätzen zu können, kann ein klinischer Epilationstest (Kap. 2.1.2.) Anhaltspunkte geben. Genauer und professioneller ist jedoch das Trichogramm (Kap. 2.1.3.). Zeigen sich am Rand der Haarlichtungen hohe Telogenraten von über 30 bis 40 %, ist eine starke aktuelle Haarausfallsaktivität gegeben. Mit einem relativ raschen Fortschreiten der Haarlichtung ist zu rechnen. Kopfhautbiopsien zur Untermauerung der Diagnose einer androgenetischen Alopezie sind in der Regel nicht erforderlich.

Therapie

Drogerien und Apotheken bieten eine Reihe von Mitteln an, die suggerieren, Haarausfall stoppen zu können. Alle diese Mittel haben eines gemeinsam: Sie wurden nie in einer wissenschaftlich haltbaren, also doppelblinden, plazebokontrollierten Studie geprüft. Daher sollen sie an dieser Stelle nicht erörtert werden. Im Folgenden sind ausschließlich Wirkstoffe besprochen, die sich wissenschaftlichen Studien unterzogen haben.

17α-Estradiol

Das synthetische Hormon 17α-Estradiol (Abb. 6.12) hat keine Affinität zum Östrogenrezeptor, und kann daher ohne systemische Nebenwirkung auch bei Männern als Lösung topisch angewendet werden. In-vitro-Studien an Rattenleberschnitten zeigten in Anwesenheit von *17α-Estradiol* eine Hemmung der DHT-Bildung. In Analogie dazu wurde impliziert, daß auch die äußerliche Anwendung von 17α-Estradiollösung in der Lage ist, die 5α-Reduktasen im Haarfollikel zu hemmen.

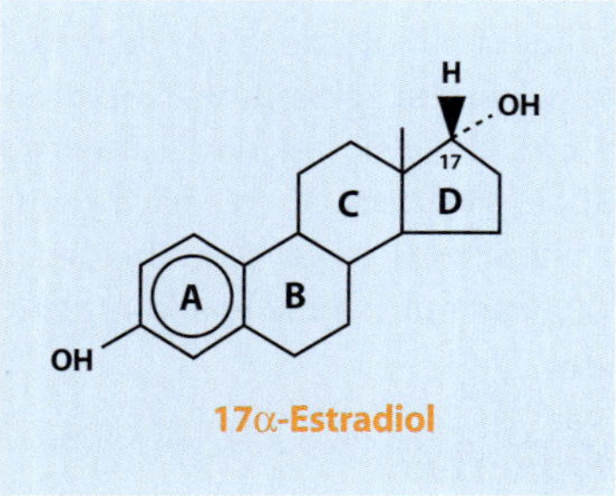

Abb. 6.12: Strukturformel von 17α-Estradiol.

In einer plazebokontrollierten Doppelblindstudie an 96 Männern und Frauen mit androgenetischer Alopezie wurde einmal täglich über 12 Monate hinweg mit einem Plazebovehikel oder einer 0,025 %igen 17α-Estradiollösung behandelt. Zielparameter der Studie war ein Ansteigen der Anagenraten im Trichogramm. Nach 12 Monaten war in der 17α-Estradiol-Behandlungsgruppe der Anagenanteil um 10 % gestiegen, in der Plazebogruppe dagegen nur um 4 %. Der Unterschied war signifikant.

Die Studie konnte jedoch nicht zeigen, bei wie vielen der Behandelten die 10 %ige Zunahme der Anagenhaare ausreichte, um die androgenetische Alopezie klinisch zu stoppen, und bei wie vielen Männern und Frauen sogar eine Zunahme der Haardichte zu verzeichnen war. Eine Veröffentlichung der Studie lag auch bis Anfang 2002 nicht vor. Fertigpräparate, die 17α-Estradiol enthalten, sind Ell-Cranell-α® und Pantostin® Lösung.

Minoxidil

Minoxidil (Abb. 6.13) wurde in den 70er Jahren als orales Antihypertonikum eingeführt. Bei einigen der Anwender kam es als Nebenwirkung zu einer ausgeprägten Hypertrichose. Dies führte in den USA zu einer Reihe von klinischen Studien, die die Wirksamkeit einer äußerlich anzuwendenden Minoxidillösung bei der androgenetischen Alopezie untersucht haben. Unserer Erfahrung nach läßt sich bei etwa 60 - 80 % der Männer ein Stopp des Haarausfalls und bei etwa 40 - 50 % der Männer ein Wiederwachstum von Kopfhaaren erreichen..

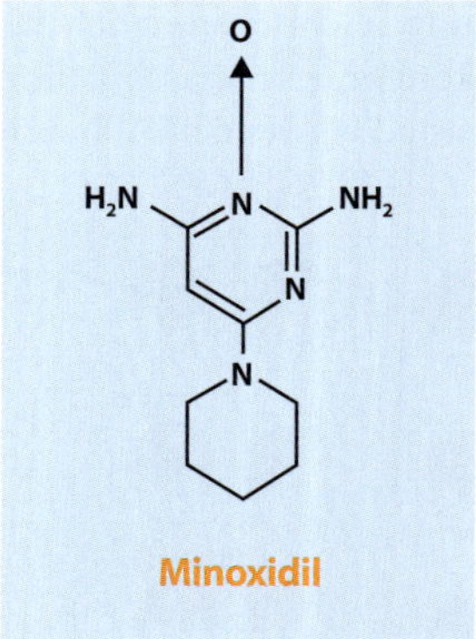

Abb. 6.13: Strukturformel von Minoxidil.

Die 2 %ige Minoxidillösung (Rogaine®) wurde 1988 als erstes Haarwuchsmittel in den USA von den Gesundheitsbehörden zugelassen. Die Lösung muß zweimal täglich angewendet werden. Seit Februar 1996 ist Rogaine® in den USA und vielen anderen Ländern der Welt sogar rezeptfrei in Apotheken erhältlich.

In den letzten Jahren wurde untersucht, ob eine Wirkungssteigerung durch Steigerung der Minoxidilkonzentration erzielt werden kann. Es wurden mehrere Studien bei Männern mit androgenetischer Alopezie durchgeführt. Objektive Zielparameter waren Haarzählungen und Haarwiegemethoden. Zusammengefaßt ergaben die Studien, daß die 5 %ige Minoxidillösung wirksamer war als die 2 %ige Lösung, und diese wiederum wirksamer als die Plazebolösung (Abb. 6.14, 6.15).

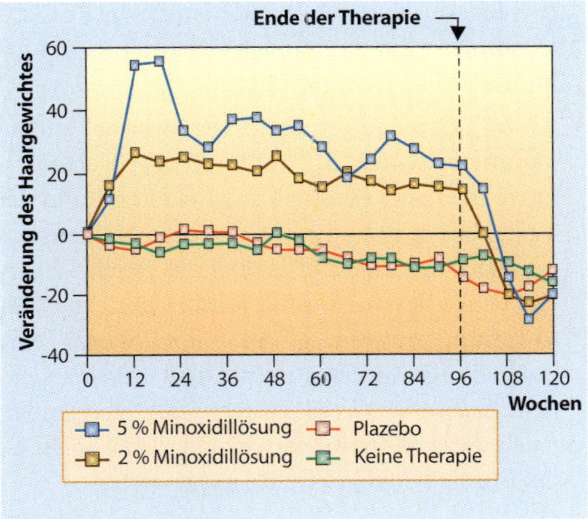

Abb. 6.14: Veränderung des Haargewichts unter Minoxidiltherapie.

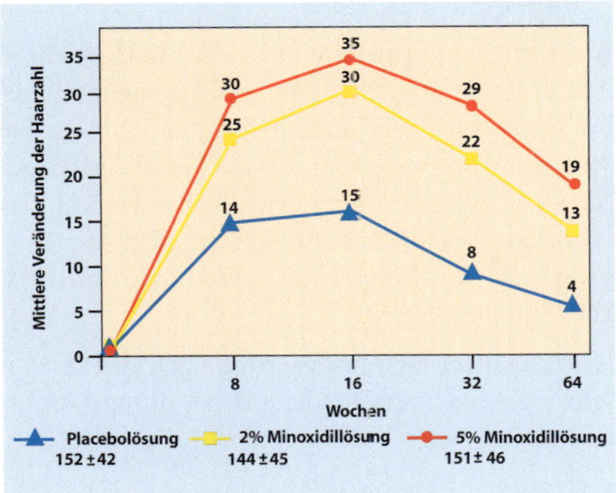

Abb. 6.15: Erhöhung der Haarzahl im Testareal bei Anwendung von 5 % und 2 %iger Minoxidillösung sowie einer minoxidilfreien Vehikellösung.

Als Nebenwirkungen traten bei etwa 5 - 10 % der Anwender Rötung und Juckreiz an der Kopfhaut auf. Systemische Nebenwirkungen sind in der Regel nicht zu befürchten. Gewarnt wird im Beipackzettel allerdings vor der Anwendung bei Patienten mit niedrigem Blutdruck.

Die 5 %ige Minoxidillösung ist seit Dezember 1997 als Rogaine Extra Strength for Men® in den USA zugelassen. In Deutschland ist die 5%ige Minoxidillösung als Regaine® seit September 2000 zur Anwendung bei Männern zugelassen. Die vom Patienten zu bezahlenden Behandlungskosten betragen etwa 1,5 Euro pro Tag. Von magistralen Rezepturen mit 5 % Minoxidil wird abgeraten, da eine so hohe Minoxidilkonzentration schlecht in Lösung geht und deswegen eine spezielle Galenik erfordert.

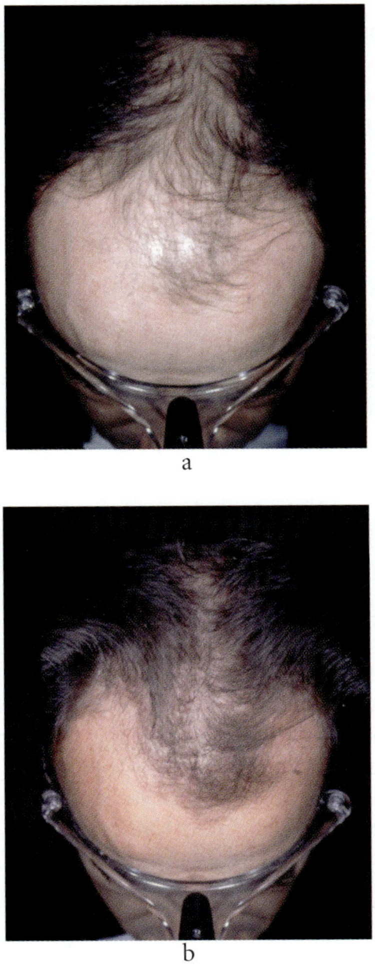

Abb. 6.16a+b: Minoxidil 5% Therapie beim Mann. Oben vor Beginn der Behandlung, unten nach 12 Monaten zweimal täglicher Anwendung von Regaine®.

Finasterid

Finasterid ist ein Medikament mit einer Steroidstruktur ähnlich dem Testosteron (Abb. 6.17).

Dadurch kann es im Wettbewerb mit Testosteron an die **5α-Reduktase Typ II** binden. Die Bindung an das Enzym, und damit seine Blockade, ist so stark, daß es durch Finasterid zu einer 70 %igen Absenkung systemischer DHT-Spiegel kommt. Das Typ I Isoenzym der 5α-Reduktase wird dagegen durch Finasterid nur minimal gehemmt. Unter dem Handelsnamen Proscar® werden Finasterid 5 mg Tabletten weltweit seit 1993 zur Behandlung der benignen Prostatahyperplasie verwendet. Finasterid wurde seither von Millionen älterer Männer mit sehr gutem Sicherheits- und Nebenwirkungsprofil eingenommen.

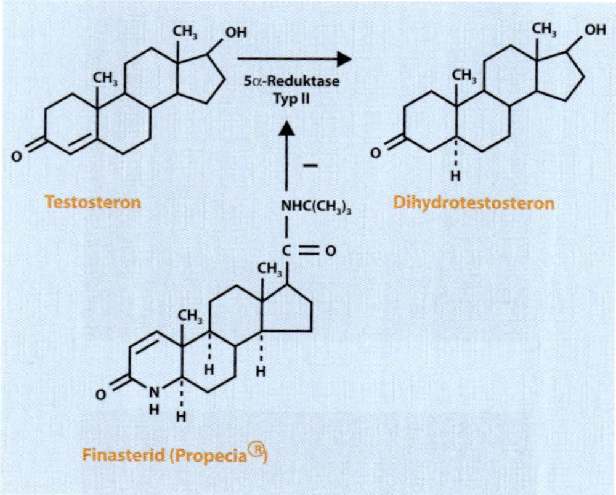

Abb. 6.17: Strukturformel und Ansatzpunkte von Finasterid.

Zur möglichen Wirksamkeit von Finasterid bei der androgenetischen Alopezie des Mannes wurden zunächst Dosisfindungsstudien durchgeführt. Sie ergaben, daß eine 1 mg Dosis Finasterid genauso wirksam war wie die 5 mg Dosis. Schließlich wurde mit der 1 mg Dosis an 60 Kliniken eine weltweite Multicenter-Studie durchgeführt.

Die Finasterid-Studie erfüllte alle Kriterien, die für eine ideale Studie zur Überprüfung einer haarwuchsfördernden Substanz gegeben sein sollten:

- Das Studiendesign war doppelblind, randomisiert und plazebokontrolliert. Das bedeutet, daß weder Prüfarzt noch Proband wußten, ob der Proband Verum oder Plazebo erhielt. Auch die Auswertung der Zielparameter erfolgte ohne Wissen der jeweiligen Prüfmedikation.
- Der primäre Zielparameter war das Erscheinungsbild, das heißt die Verbesserung der Haardichte oder zumindest der Erhalt des sich lichtenden Haarkleides. Um dies zu beurteilen, wurden standardisierte Verlaufsfotografien mit einer erstklassigen fotografischen Ausrüstung angefertigt. Die entscheidende Beurteilung erfolgte weder durch die Probanden noch die Prüfärzte, sondern durch ein nach Behandlungsart geblindetes Expertengremium.
- Als objektiver und quantifizierbarer Sekundärparameter wurde die Zahl kräftiger Terminalhaare in einem Testareal am vorderen Rand der Vertexlichtung bestimmt. Damit vor, während und nach der Therapie immer das gleiche Testareal beurteilt wird, war das Einbringen einer Tätowierung notwendig. Auch hier wurde eine hochwertige Kameraausrüstung der Firma *Canfield Scientific, Cedar Grove, USA,* verwendet. Auch diese Aufnahmen wurden durch nicht an der Studie beteiligte Dritte ausgewertet.
- Die Studiendauer betrug mehr als ein Jahr. Dadurch konnten Fehlinterpretationen durch jahreszeitliche Schwankungen des Haarwachstums ausgeschlossen werden.

Im ersten Jahr erhielten von 1553 Männern 50 % eine 1 mg Finasteridtablette und 50 % eine Plazebotablette pro Tag. Nach dem ersten Jahr wurden 90 % der Plazebo-Probanden auf Finasterid umgesetzt und 10 % der Finasterid-Probanden auf Plazebo. Somit erhielten im zweiten Jahr von 1215 Probanden 90 % eine Finasteridtablette und 10 % eine Plazebotablette.

Die Crossover-Randomisierung nach dem ersten Jahr ergab vier verschiedene Behandlungskombinationen:

- Gruppe 1: Finasterid/Finasterid (n=547)
- Gruppe 2: Finasterid/Plazebo (n=65)
- Gruppe 3: Plazebo/Finasterid (n=543)
- Gruppe 4: Plazebo/Plazebo (n=60)

Vor Studienbeginn sowie nach 6, 12 und 24 Monaten wurden frontale, fronto-temporale und vertikale Übersichts- und Detailphotographien zur Haarzählung angefertigt.

Ergebnisse. Bereits nach sechs Monaten zeigte sich eine signifikante Zunahme der Haarzahl bei den mit Finasterid behandelten Probanden. Nach 12 Monaten hatten die Finasterid-Probanden im

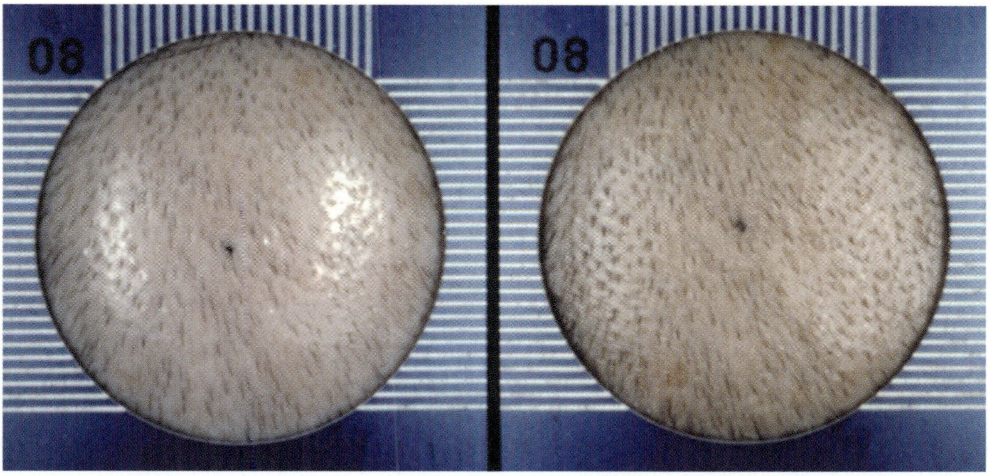

Abb. 6.18a: Bestimmung der Haarzahl im Testareal eines Probanden. Links vor Studienbeginn (892 Haare), rechts nach 12 Monaten Studie (1165 Haare).

Mittel 86 ± 3,4 Haare mehr im 1-Inch-Kreisareal. Dagegen wiesen die Plazebo-Probanden nach 12 Monaten im Testareal 21 ± 3,4 Haare weniger auf. Die Abnahme der Haarzahl in der Plazebo-Gruppe entspricht dem natürlichen Verlauf der androgenetischen Alopezie. Der Unterschied zwischen Finasterid- und Plazebogruppe betrug nach 12 Monaten insgesamt 107 ± 4,4 Haare im Testareal (Abb. 6.18a). Nach 24 Monaten war der Unterschied noch größer, da die Plazebo-Probanden weitere Haare verloren hatten.

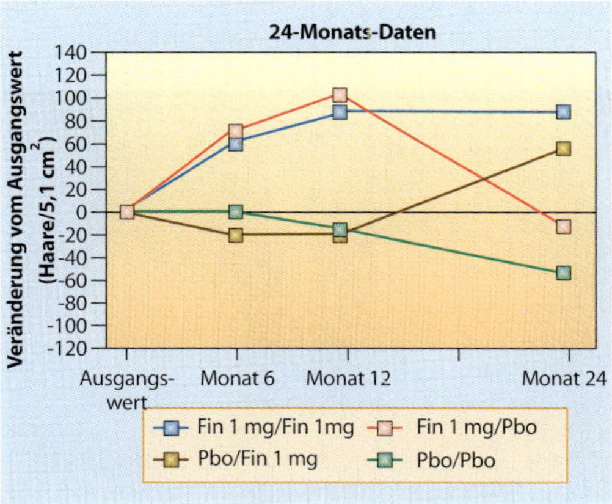

Abb. 6.18b: Veränderung der Haarzahl im 5,1 cm² Testareal (Gruppen-Mittelwerte) mit 2-Jahres-Crossover. Fin = Finasterid, Pbo = Placebo.

Sehr überzeugend sind auch die Ergebnisse des zweiten Jahres nach neuer Randomisierung. Ehemalige Plazebo-Probanden, die im zweiten Jahr auf Finasterid randomisiert wurden, erhöhten ihre Haardichte um 76 ± 4,3 Haare im Testareal, während ehemalige Finasterid-Probanden unter Plazebo ihre hinzugewonnenen Haare wieder verloren (minus 117 ± 13 Haare; Abb. 6.18b). Letzteres unterstreicht, daß eine kontinuierliche Einnahme von Finasterid notwendig ist, um das Fortschreiten der androgenetischen Alopezie zu verhindern.

Ein Beispiel für sehr gutes Ansprechen hinsichtlich Haarzahl im Testareal ist in Abb. 6.18a gezeigt. Vor Beginn der Studie wies der Proband 892 Haare im 1-Inch-Testareal auf, nach 12 Monaten stieg die Zahl sichtbarer Terminalhaare auf 1165 an.

Vergleicht man über 5 Jahre hinweg eine Untergruppe von Männern, die kontinuierlich mit Finasterid 1 mg/Tag behandelt wurden mit einer Gruppe von Plazebo-Probanden, ergibt sich ein immer größer werdender Unterschied bezüglich der Haarzahl im Testareal: Nach 1 Jahr hatten die mit Finasterid behandelten Männer 107 Haare mehr im Testareal als die mit Plazebo behandelten Männer. In den folgenden Jahren nahm der Unterschied immer mehr zu, und nach 5 Jahren betrug er sogar 277 Haare im Testareal (Abb. 6.19, 6.20). Der immer größer werdende Unterschied ist im ersten Jahr auf die Zunahme der Haardichte bei den Finasterid-Probanden zurückzuführen. In den folgenden Jahren nimmt erwartungsgemäss die Haardichte bei den Plazebo-Probanden immer mehr ab, während sie bei den Finasterid-Probanden erhöht bleibt.

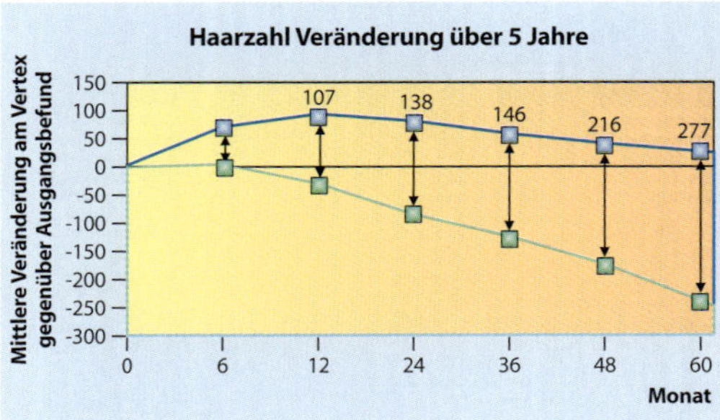

Abb. 6.19: Veränderung der Haarzahl im 5,1 cm^2 Testareal über 5 Jahre hinweg (Gruppen-Mittelwerte; Finasteridgruppe = blau, Plazebogruppe = grün).

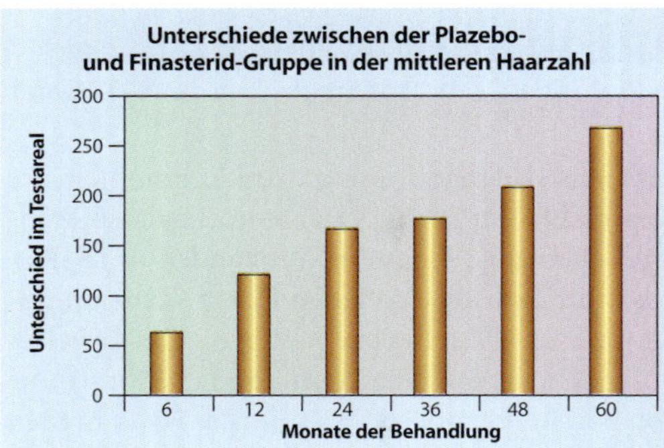

Abb. 6.20: Relativer Vorteil der Finasteridgruppe gegenüber der Plazebogruppe (Vergleich der durchschnittlichen Haarzahlen im 5,1 cm^2 Testareal).

Wichtiger als die Haarzahl ist für die Probanden jedoch das Erscheinungsbild. Nach 12 Monaten wurden von der nach Therapie geblindeten Bewertungskommission mittels der Übersichtsfotografien die Haare von 48 % der Finasterid-Probanden als verdichtet eingestuft, davon 18 % als deutlich oder sehr stark. In der Plazebo-Gruppe wurden nur 7 % als verdichtet gesehen, davon 1 % deutlich. Nach 24 Monaten wurden die Haare von 66 % der Finasterid-Probanden als verdichtet eingestuft, davon 36 % als deutlich oder sehr stark. In der Plazebogruppe blieb es bei 7 % Probanden mit verdichtetem Haar, davon 1 % deutlich. Nach 5 Jahren waren die Ergebnisse in der Finasteridgruppe weiterhin gut, in der Plazebogruppe dagegen deutlich verschlechtert (Abb. 6.21).

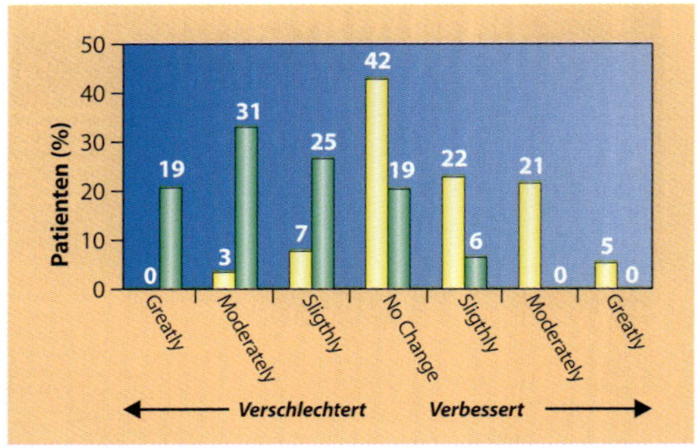

Abb. 6.21: Klassifikation des Haarwuchses durch ein unabhängiges Expertengremium (Finasteridgruppe = gelb, Plazebogruppe = grün).

Vier typische Beispiele für die verschiedenen Kategorien des Ansprechens auf Finasterid sind in den Abbildungen 6.22 bis 6.25 gezeigt.

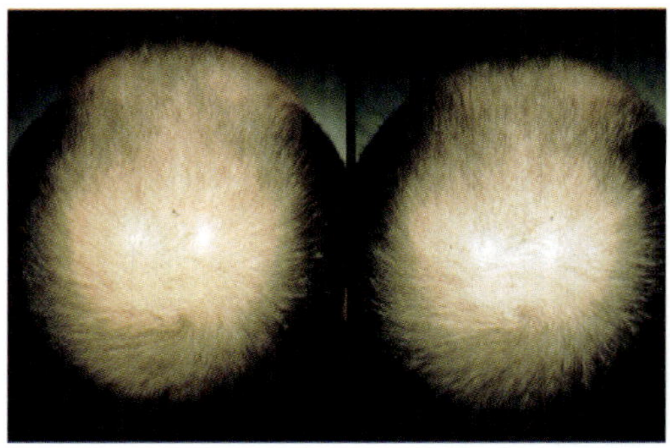

Abb. 6.22: Keine Veränderung des Erscheinungsbildes bei einem Finasterid-Probanden. Links vor Studienbeginn, rechts nach 12 Monaten Studie.

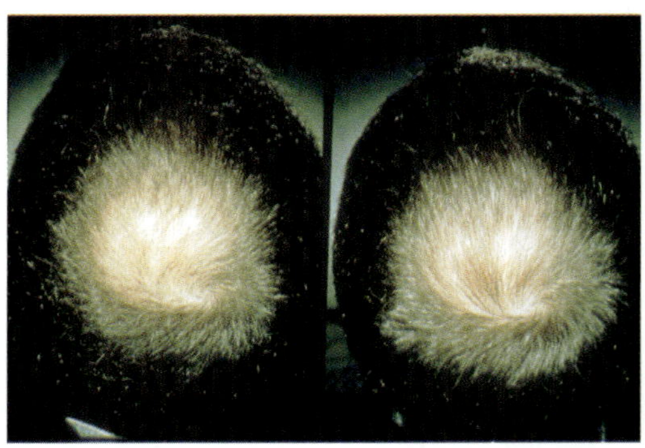

Abb. 6.23: Leichte Verdichtung der Kopfhaare bei einem Finasterid-Probanden. Links vor Studienbeginn, rechts nach 12 Monaten Studie.

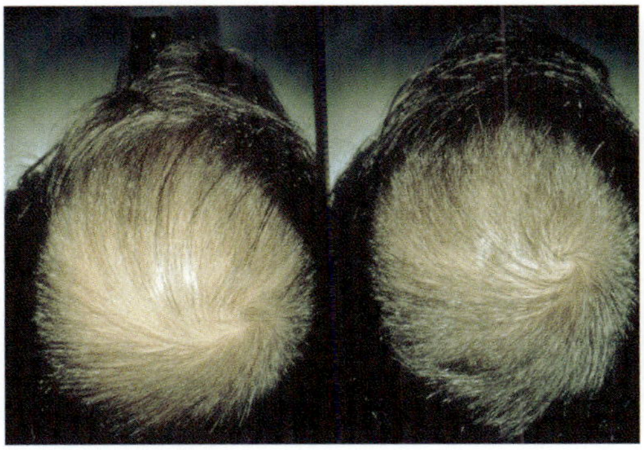

Abb. 6.24: Deutliche Verdichtung der Kopfhaare bei einem Finasterid-Probanden. Links vor Studienbeginn, rechts nach 12 Monaten Studie.

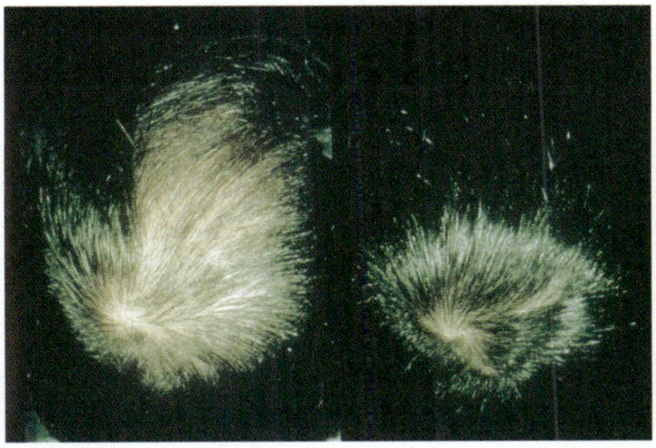

Abb. 6.25: Sehr starke Verdichtung der Kopfhaare bei einem Finasterid-Probanden. Links vor Studienbeginn, rechts nach 12 Monaten Studie.

Bei einigen Plazebo-Probanden konnte man den natürlichen Verlauf der androgenetischen Alopezie sehr gut nachvollziehen. Ein Beispiel ist in Abb. 6.26 gezeigt.

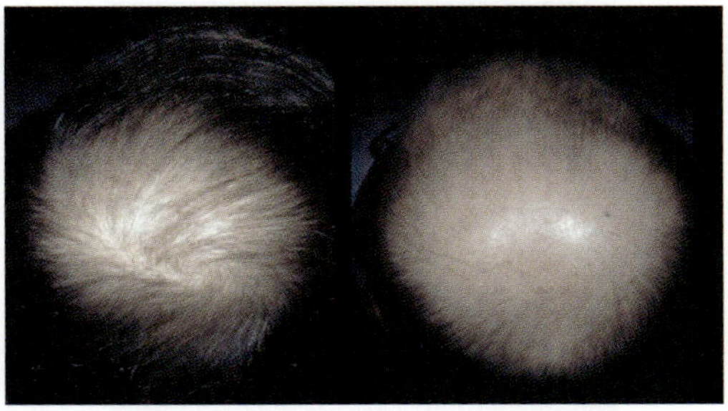

Abb. 6.26: Plazebo-Proband vor Beginn der Finasterid-Studie (links) und nach 5 Jahren (rechts).

In der Regel erfolgt der größte Zugewinn an sichtbarer Haardichte bereits im ersten und zweiten Jahr der Finasterid-Behandlung. Das Foto nach 5 Jahren zeigt, daß bei fortgeführter Finasterid-Therapie die Haardichte erhalten werden kann.

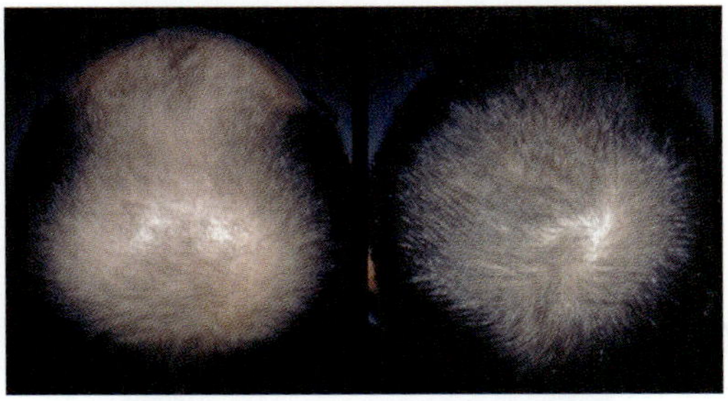

Abb. 6.27: Finasterid Proband vor Beginn der Studie (links) und nach 5 Jahren Therapie (rechts).

Ein neuer, methodisch sehr interessanter Studienansatz ist die Untersuchung haarwuchsfördernder Substanzen bei eineiigen Zwillingen. Abb. 6.28 zeigt ein Zwillingspaar, bei dem ein Zwilling seit 2 Jahren Finasterid einnahm, während der andere Zwilling seiner androgenetischen Alopezie ihren natürlichen Verlauf ließ.

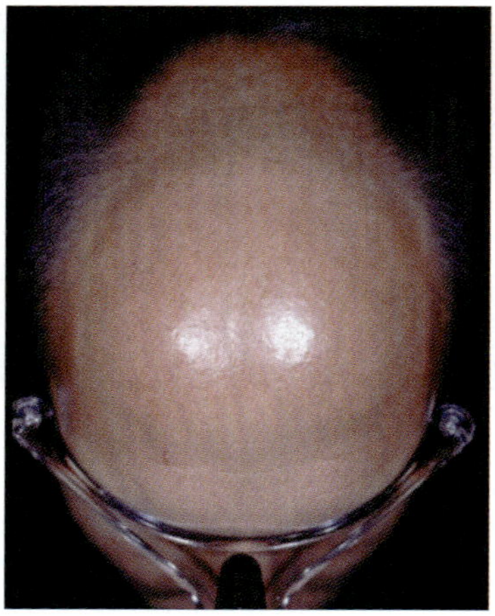

a

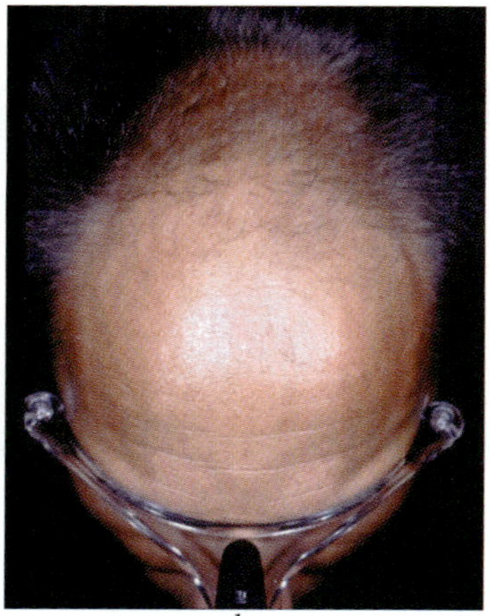

b

Abb. 6.28a+b: Eineiige Zwillinge. Oberer Zwilling (a) ohne Therapie, unterer Zwilling (b) seit 2 Jahren Finasteridtherapie.

Finasterid-Nebenwirkungen. In der Multicenter-Studie traten klinische Nebenwirkungen bei den Finasterid-Probanden nur sehr selten und meist zu Beginn der Studie auf. Jeder geprüfte Parameter lag in seiner Inzidenz unter 2 % und war in der Finasteridgruppe nie signifikant häufiger als in der Plazebogruppe. Auch laborchemisch gab es keine signifikanten Unterschiede hinsichtlich Blutbild, Serumelektrolyten, Leber- und Nierenwerten.

Erwartungsgemäß kam es in der Finasteridgruppe zum Absinken des Serum-DHT-Spiegels (um 68 %, von 44 auf 14 ng/dl; Gruppen-Medianwert). Bedingt durch die verminderte 5α-Reduktase-Aktivität stieg der Serum-Testosteronspiegel in der Finasteridgruppe leicht an (um 9 %, von 510 auf 559 ng/dl; Gruppen-Medianwert), blieb dabei jedoch immer im Normalbereich (350 - 1030 ng/dl). Die Serum-PSA-Spiegel sanken in der Finasteridgruppe im Durchschnitt um ein Drittel, von 0,78 auf 0,52 ng/ml (normal < 4,0 ng/ml). Die hypophysären Hormone FSH und LH blieben unverändert.

Die Häufigkeiten der subjektiv empfundenen andrologischen Nebenwirkungen verteilten sich in den ersten 12 Monaten auf die Finasteridgruppe (n=779) und die Plazebogruppe (n=774) wie folgt:

- Verminderte Libido: 15 versus 10 Probanden (1,9 versus 1,3 %)
- Erektile Dysfunktion: 11 versus 7 Probanden (1,4 versus 0,9 %)
- Vermindertes Ejakulatvolumen: 8 versus 3 Probanden (1,0 versus 0,4 %)

Trotz der hohen Probandenzahlen erreichte keiner der Unterschiede Signifikanzniveau. Die subjektiv wahrgenommenen Nebenwirkungen traten in beiden Gruppen meist im ersten Behandlungsmonat auf und besserten sich dann oft von selbst, obwohl die Medikation weiter fortgeführt wurde. Dieses günstige Nebenwirkungsprofil verbesserte sich sogar noch in den Jahren 2 bis 5 der Studie, so daß Nebenwirkungen nur noch ganz vereinzelt mit einer Inzidenz von unter 0,6 % beobachtet wurden. Insgesamt weist die Finasteriddosis von 1 mg pro Tag ein sehr gutes Nebenwirkungs- und Sicherheitsprofil auf.

Fazit. Die systemische 5α-Reduktase-Hemmung mittels Finasterid 1 mg stellt nach bisherigen Kenntnissen die effektivste Methode dar, die Entwicklung einer androgenetischen Alopezie beim Mann zu verhindern. In den USA ist Finasterid 1 mg seit Dezember 1997 unter dem Handelsnamen Propecia® zugelassen. In Deutschland ist Propecia® seit Januar 1999 auf Rezept erhältlich. Die Behandlungskosten betragen etwa 2 Euro pro Tag. Bei der Verschreibung des Medikamentes sollten sich Arzt und Patient bewußt sein, daß das Hauptziel der Erhalt der Haare und nicht ihre Verdichtung ist.

Operative Methoden

Heute gängige Haartransplantationen basieren auf der Resistenz der okzipitalen Haarfollikel gegenüber der androgenetischen Alopezie und dem Prinzip der Donor-Dominanz. Letzteres bedeutet, daß von okzipital nach frontal transplantierte Haarfollikel auch am neuen Ort resistent gegen die androgenetische Alopezie bleiben.

Anfangs wurden große Kopfhautareale mobilisiert und rotiert. Diese Lappenplastiken sind heute obsolet, da das erzielbare kosmetische Ergebnis nicht mit der Micrograft-Technik schritthalten kann. Einer der Nachteile der Rotationsmethode war, daß im Randbereich die rotierten dichtstehenden Haare abrupt in die kahlen Areale übergingen. Die Wachstumsrichtung der einrotierten Haare entsprach in der Regel nicht der ortstypischen Anordnung, und eine nicht seltene Komplikation war die partielle Lappennekrose.

Reduktionsplastiken waren ebenfalls lange Zeit eine gängige Alternative zur Haartransplantation. Allerdings werden sie heute nur noch bei umschriebenen vernarbenden Alopezien für kleinere Kopfhautareale eingesetzt.

Die **Haartransplantation** hat sich seit den Pionierarbeiten von Okuda und Orentreich stark weiterentwickelt. Die zunächst verwendeten 3 - 5 mm großen Stanztransplantate waren durch ihr pinselartiges Erscheinungsbild leicht erkennbar. Sie sind daher schließlich durch *Mini- oder Micrografts* ersetzt worden. Bei der *Minigraft-Methode* werden die entnommenen Stanzen oder Streifen in Einzeltransplantate (*grafts*) zu jeweils 3 bis 5 Haaren zerteilt. Diese werden dann in den Empfängerarealen eingesetzt, nachdem die Kopfhaut mittels Stanze oder Laser gelocht wurde. Je nach Größe des kahlen Areals und gewünschter Haardichte sind meist mehrere Sitzungen nötig, um ein kosmetisch zufriedenstellendes Ergebnis zu erzielen. Limitierend ist die Größe und Dichte des okzipitalen Haarkranzes.

Micrografts enthalten nur 1 - 2 Haare und werden zur Verfeinerung des Haaransatzes sowie zur Rekonstruktion von Augenbrauen eingesetzt. Die Implantation wird in feine Stichkanäle hinein vorgenommen. Für das natürliche Erscheinungsbild entscheidend ist die exakte Einhaltung der lokalisationstypischen Wachstumsrichtung der Haare. Geübte Transplanteure sind auch in der Lage, den Haarwirbel im Vertex nachzumodellieren. Nach einer Haartransplantation fallen zunächst viele der transplantierten Haare aus. Nach 3 bis 6 Monaten setzt in der Regel bei über 80 % der transplantierten Haare wieder normales Wachstum ein.

Es gibt verschiedene Entnahmetechniken. Instrumentell kommen Stanzen, Skalpelle und Mehrklingen-Skalpelle zum Einsatz. Die entnommenen Spenderareale sind Einzelstanzen, Ellipsen oder Streifen. Auch die Implantationstechniken variieren zwischen Schlitzung, Stanzung oder Laserschlitzung. Unbestritten ist heute, daß das Entnahmeareal okzipital mit einem primärem Wundverschluß versorgt wird. Am Hinterkopf findet sich also immer eine lange Narbe, die in der Regel durch die okzipitalen Haare verdeckt wird.

In den Abb. 6.29 bis 6.33 (Quelle: *Neues Transpla Haar* Nürnberg/München) sind die wesentlichen Schritte einer heute üblichen Eigenhaartransplantation dargestellt.

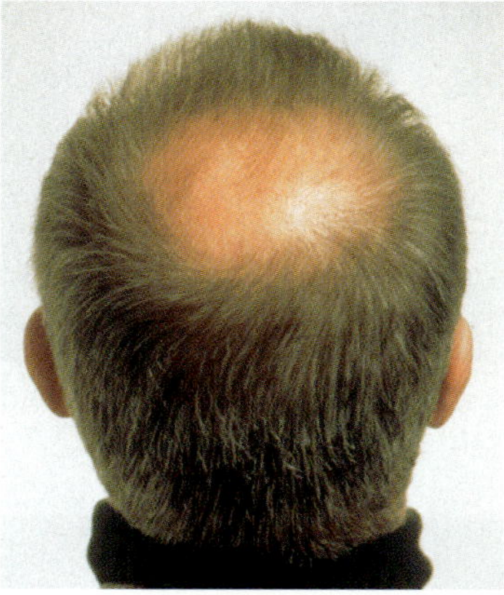

Abb. 6.29: Eigenhaartransplantation: Befund vor dem Eingriff.

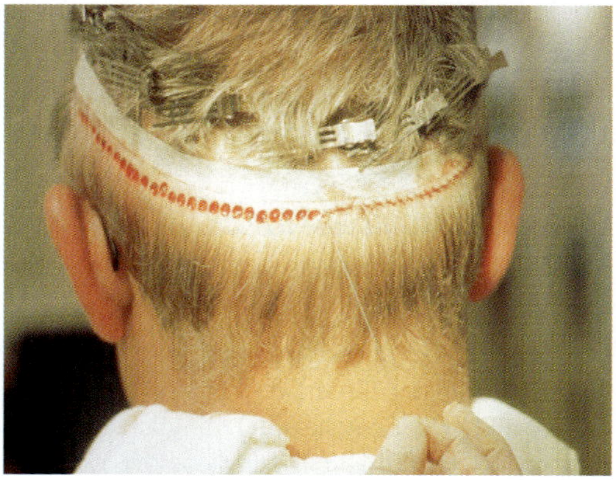

Abb. 6.30: Entnahme der okzipitalen Spenderareale durch 6mm-Stanzbiopsien (links), anschließend fortlaufende Naht (rechts).

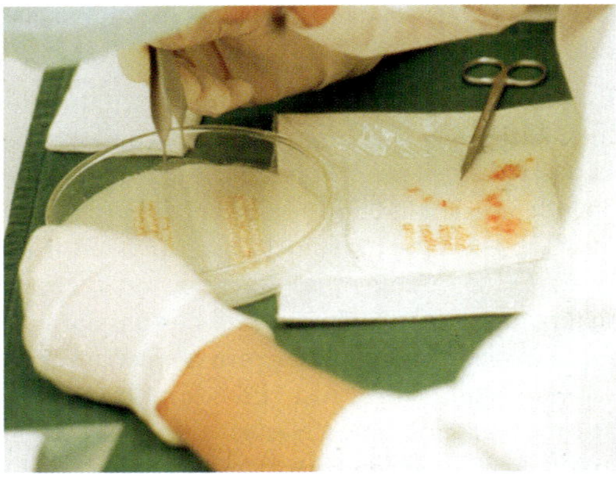

Abb. 6.31: Präparation der 1er, 2er- und 3er-Grafts (Transplantate).

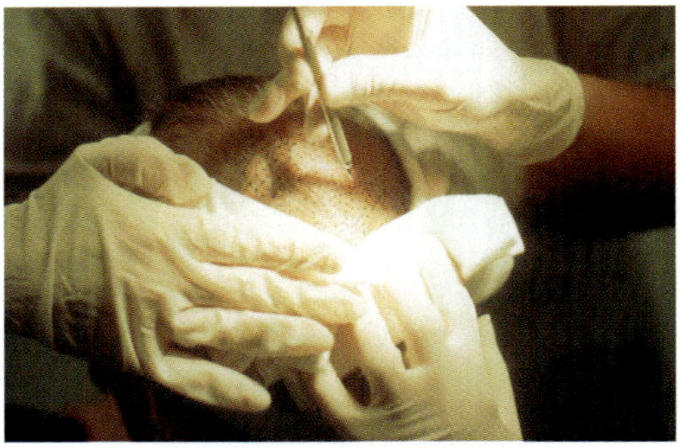

Abb. 6.32: Einsetzen der Transplantate in das Empfängerareal.

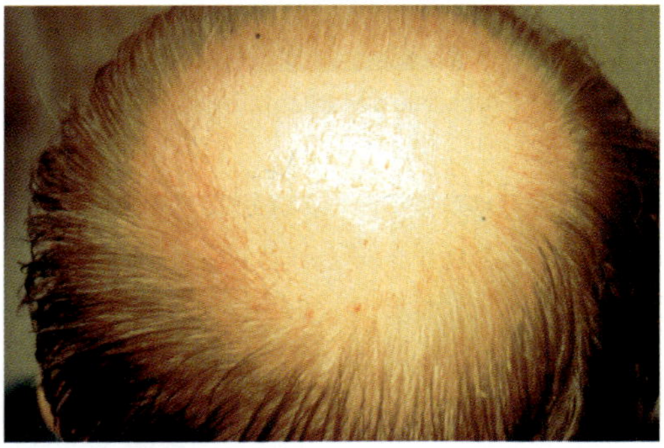

Abb. 6.33: Empfängerareal unmittelbar nach der Haartransplantation.

Entscheidend für den Erfolg einer Haartransplantation ist in erster Linie die richtige Auswahl der Patienten. Die Patienten sollten möglichst über 30 Jahre sein. Die aktuelle Progredienz der Alopezie sollte berücksichtigt werden, da Inselbildung durch den zurückweichenden Haaransatz und Stehenbleiben bereits transplantierter Haare droht. In den USA wird zunehmend empfohlen, den Status nach einer Haartransplantation durch die dauerhafte Einnahme von Finasterid zu konservieren.

Bei falscher Erwartungshaltung sind Auseinandersetzungen zwischen Transplanteur und Patient zu befürchten. Das Spenderareal ist in seiner Größe genetisch limitiert, so daß eigentlich keine Männer mit allzu starker androgenetischer Alopezie transplantiert werden sollten. Bei Männern mit großflächiger, kompletter Alopezie läßt sich durch das lockere Einstreuen von Micrografts, das sogenannte *Feathering*, manchmal eine bemerkenswerte Veränderung des Erscheinungsbildes erzielen.

Vor dem Eingriff sollte eine ausführliche Beratung über das realistisch Erzielbare erfolgen. Bei vielen Männern ist die Erwartungshaltung zu hoch. Auch die Gesamtkosten dürfen nicht außer Acht gelassen werden. Oft werden mehrere Transplantationen durchgeführt, so daß sich die Gesamtkosten auf 5.000 bis 20.000 Euro summieren können.

Unbestrittener Vorteil einer gut durchgeführten Eigenhaartransplantation ist, daß es sich um einen dauerhaften Eingriff handelt. Ein klarer Nachteil gegenüber den medikamentösen Methoden ist, daß die transplantierten Haare nie das natürliche Erscheinungsbild erreichen können wie die Haare, die durch Medikamente wie Finasterid oder Minoxidil am dauerhaften Ausfall gehindert werden.

Literatur

Bingham KD, Shaw DA (1973) The metabolism of testosterone by human male scalp skin. J Endocrinol 57:111-121

Braun-Falco O, Bergner T (1989) Die androgenetische Alopezie des Mannes. Hautarzt 40:669-678

Canfield D (1996) Photographic documentation of hair growth in androgenetic alopecia. Dermatol Clin 14:713-721

Cash T (1999) The psychosocial consequences of androgenetic alopecia: a review of the research literature. Br J Dermatol 141:398-405

Dallob AL, Sadick NS, Unger W, Lipert S, Geissler LA, Gregoire SL, Nguyen HH, Moore EC, Tanaka WK (1994) The effect of finasteride, a 5α-reductase inhibitor, on scalp skin testosterone and dihydrotestosterone concentrations in patients with male pattern baldness. J Clin Endocrinol Metab 79:703-6

De Groot A, Nater JP, Herxheimer A (1987) Minoxidil: Hope for the bald? Lancet 329:1019-1022

Drake L, Hordinsky M, Fiedler V, et al. (1999) The effects of finasteride on scalp skin and serum androgen levels in men with androgenetic alopecia. J Am Acad Dermatol 41:550-554

Hamilton JB (1942) Male hormone stimulation is a prerequisite and an incitant in common baldness. Am J Anat 71:451-480

Hamilton JB (1951) Patterned loss of hair in man: types and incidence. Ann NY Acad Sci 53:708-728

Hoffmann R, Happle R (1999) Die pathogenetische Bedeutung der 5alpha-Reduktase-Isoenzyme für die androgenetische Alopezie. Hautarzt 50:165-173

Imperato-McGinley J, Guerrero L, Gautier T, Peterson RE (1974) Steroid 5α-reductase deficiency in men: an inherited form of male pseudohermaphroditism. Science 186:1213-1215

Kaufman KD, Olsen EA, Whiting D, Savin R, DeVillez R, Bergfeld W, Price VH, van Neste D, Roberts JL, Hordinsky M, Shapiro J, Binkowitz B, Gormley GJ, Group FMPHLS (1998) Finasteride in the treatment of men with androgenetic alopecia (male pattern hair loss). J Am Acad Dermatol 39:578-589

Küster W, Happle R (1984) The inheritance of common baldness: two B or not two B? J Am Acad Dermatol 11:921-926

Latz J (1998) Haar-Los. Der Ratgeber bei Haarproblemen. Verlag Gesundheit, Berlin

Leyden J, Dunlap F, Miller B, Winters P, Lebwohl M, et al. (1999) Finasteride in the treatment of men with frontal male pattern hair loss. J Am Acad Dermatol 40:930-937

Liang T, Rasmusson GH, Brooks JR (1983) Biochemical and biological studies with 4-aza-steroidal 5alpha-reductase inhibitors. J Steroid Biochem 19:385-390

Lucas MWG (1987) Die Behandlung der männlichen Glatze ausschließlich mit Mini-Grafts. Z Hautkr 62:1735-1745

Ludwig E (1977) Classification of the types of androgenetic alopecia (common baldness) occurring in the female sex. Br J Dermatol 97:247-254

Norwood OT (1975) Male pattern baldness: classification and incidence. South Med J 68:1359-1365

Orentreich N (1959) Autografts in alopecias and other selected dermatologic conditions. Ann NY Acad Sci 83:463-479

Overstreet JW, Fuh VL, Gould J, et al. (1999) Chronic treatment with finasteride daily does not affect spermatogenesis or semen production in young men. J Urol 162:1295-1300

Price VH (1999) Treatment of hair loss. N Engl J Med 341:964-973

Price VH, Menefee E, Strauss PC (1999) Changes in hair weight and hair count in men with androgenetic alopecia, after application of 5% and 2% topical minoxidil, placebo, or no treatment. J Am Acad Dermatol 41:717-721

Randall VA, Ebling FJG (1991) Seasonal changes in human hair growth. Br J Dermatol 124:146-151

Rittmaster RS (1994) Finasteride. N Engl J Med 330:120-125

Runne U, Martin H (1986) Veränderungen von Telogenrate, Haardichte, Haardurchmesser und Wachstumsgeschwindigkeit bei der androgenetischen Alopezie des Mannes. Hautarzt 37:198-204

Rushton DH, Ramsay ID, Norris MJ, Gilkes JJH (1991) Natural progression of male pattern baldness in young men. Clin Exp Dermatol 16:188-192

Savin RC, Atton AV (1993) Minoxidil. Update on its clinical role. Dermatol Clin 11:55-64

Schell H, Kiesewetter F, Hornstein OP (1994) Haarwuchsmittel bei androgenetischer Alopezie. Anspruch und Realität. Hautarzt 45:360-363

Schriefers H, Wright MC, Rozman T, Hevert F (1991) Hemmung des Testosteron-Stoffwechsels durch 17α-Estradiol in Rattenleberschnitten. Arzneim Forsch 41:1186-1189

Schweikert HU, Wilson JD (1974) Regulation of human hair growth by steroid hormones. I. Testosterone metabolism in isolated hairs. J Clin Endocrinol Metab 38:811-819

Stough DB, Rao NA, Kaufman KD, Mitchell C (2002) Finasteride improves male pattern hair loss in a randomized study in identical twins. Eur J Dermatol 12:32-37

The Finasteride Male Pattern Hair Loss Study Group (2002) Long-term (5-year) multinational experience with finasteride 1 mg in the treatment of men with androgenetic alopecia. Eur J Dermatol 12:38-49

Unger W (1995) Hair Transplantation. Marcel Dekker, Inc., New York

Wolff H, Kunte C (1998) Die Behandlung der androgenetischen Alopezie des Mannes mittels systemischer 5α-Reduktase Hemmung. Hautarzt 49:813-817

Wolff H, Kunte C (1999) Die androgenetische Alopezie des Mannes - Pathogenese und Therapie. Z Hautkr 74:201-208

Wolff H, Kunte C (1999) Current management of androgenetic alopecia in men. Eur J Dermatol 9:606-609

Yano K, Brown LF, Detmar M (2001) Control of hair growth and follicle size by VEGF-mediated angiogenesis. J Clin Invest 107:409-417

6.1.2. Androgenetische Alopezie der Frau

Ätiologie

Die Ausbildung der androgenetischen Alopezie ist bei Frauen von den gleichen Faktoren abhängig wie bei Männern: Genetische Veranlagung und Androgene. Man schätzt, daß etwa 30 bis 50 % aller Frauen zur androgenetischen Alopezie neigen. Bei etwa 10 % der Frauen ist diese genetische Veranlagung so stark, daß sie bereits im Alter von 20 bis 30 Jahren eine deutlich sichtbare Haarlichtung aufweisen. In den Wechseljahren findet dann eine Hormonumstellung statt, die die androgenetische Alopezie weiter akzeleriert: Die Östrogenspiegel sinken, die Androgene überwiegen. Bei vielen Frauen mit mittelgradiger genetischer Veranlagung ist es diese Hormonumstellung, die schließlich die Neigung zur androgenenetischen Alopezie sichtbar werden läßt.

Im Gegensatz zu den Männern spielt die 5α-Reduktase, und damit das DHT, bei den Frauen nicht die dominierende Rolle für die Ausbildung der androgenetischen Alopezie (Abb. 6.34). Man vermutet, daß bei Frauen Aromatase im Haarfollikel eine wichtige protektive Rolle spielen. Ist ihre Aktivität zu gering, werden die anfallenden Androgene nicht in ausreichendem Maß in Östrogene umgewandelt, so daß die genetische Veranlagung zur Alopezie realisiert wird.

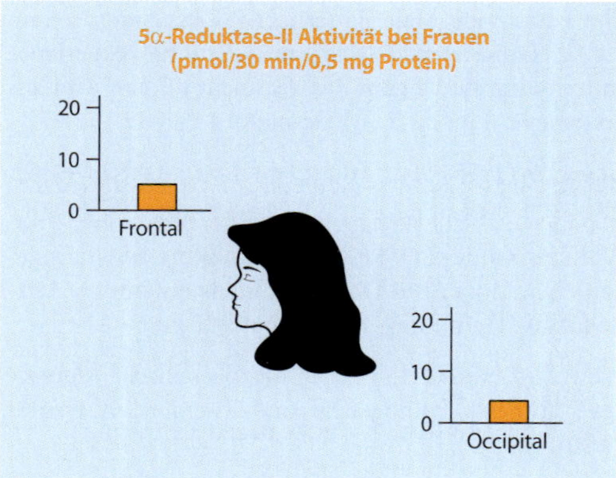

Abb. 6.34: 5α-Reduktase Typ II Aktivität bei Frauen.

Zugrunde liegt der sichtbaren Lichtung der Kopfhaare bei Frauen wie bei den Männern eine Miniaturisierung der betroffenen Haarfollikel (Kap. 6.1.1.). Im Gegensatz zu den Männern sind bei den Frauen jedoch meist nicht alle Haarfollikel einer Kopfregion betroffen, sondern nur einige. Daher kommt es bei Frauen nicht zur völligen Kahlheit, sondern fast immer nur zu einer mehr oder weniger stark ausgeprägten parietalen Haarlichtung.

Klinik

Anders als bei den Männern, kommt es bei den meisten Frauen zu einer diffusen Ausdünnung im Mittelscheitelbereich. Diese kann sich dann im Lauf der Jahre so stark ausprägen, daß eine deutliche Lichtung am Oberkopf entsteht (Abb. 6.36-Abb. 6.38). Charakteristischerweise bleibt oft ein frontaler Streifen mit dichterer Behaarung stehen. Eine Haarlichtung nach männlichem Muster mit Geheimratsecken und ausgeprägter Vertexlichtung wird nur selten bei älteren Frauen beobachtet.

Es ist das Verdienst des Hamburger Dermatologen Ludwig, 1977 das typische Haarausfallsmuster bei Frauen beschrieben zu haben. Er unterscheidet dabei je nach Schweregrad drei Stadien, die heute als Stadien I, II und III nach Ludwig bezeichnet werden (Abb. 6.35).

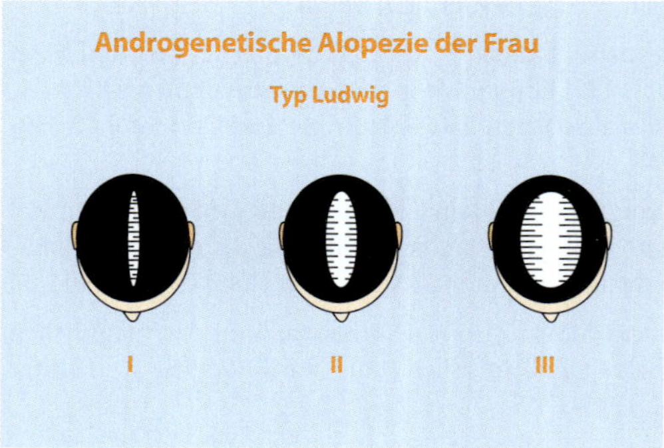

Abb. 6.35: Klassifikation der weiblichen androgenetischen Alopezie nach Ludwig.

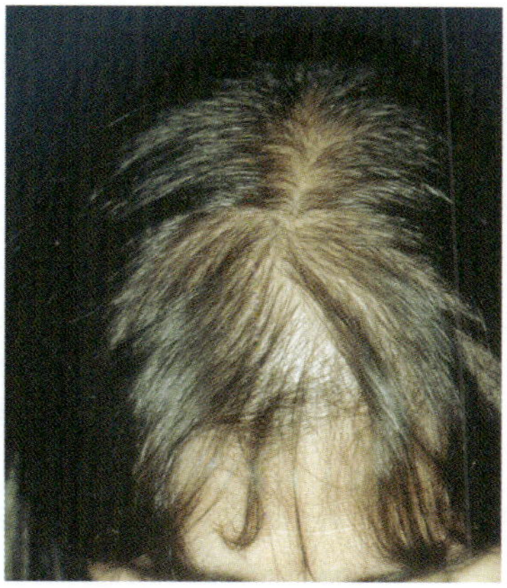

Abb. 6.36: Androgenetische Alopezie der Frau, Typ Ludwig, Stadium I.

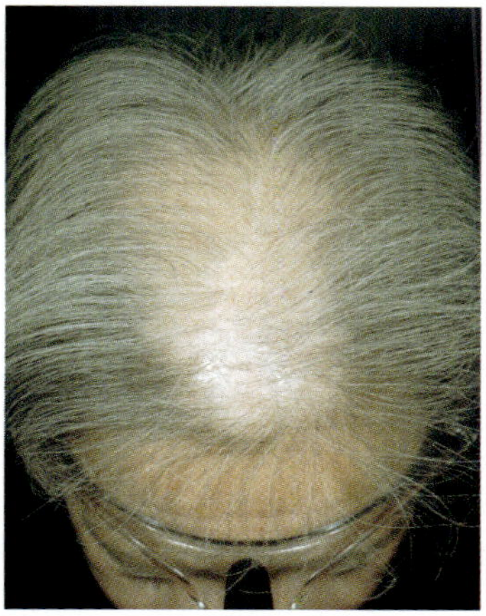

Abb. 6.37: Androgenetische Alopezie der Frau, Typ Ludwig, Stadium II.

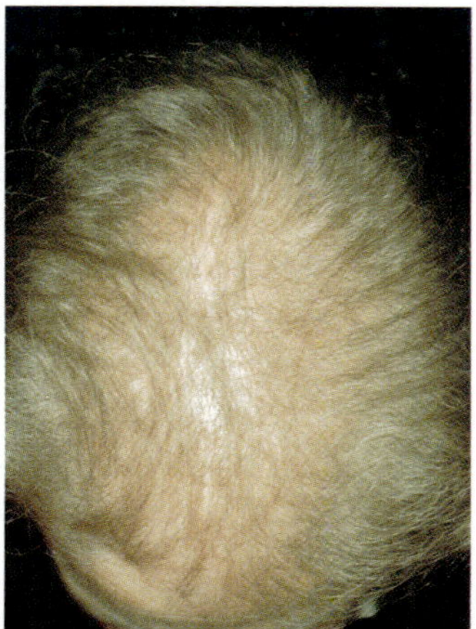

Abb. 6.38: Androgenetische Alopezie der Frau, Typ Ludwig, Stadium III.

Diagnostik

Die Diagnose der weiblichen androgenetischen Alopezie ist in der Regel leicht. Zielführend ist vor allem das typische weibliche Haarlichtungsmuster im Mittelscheitelbereich. In den Anfangsstadien wird meist nur über gesteigertes Effluvium geklagt, ohne daß sich bereits eine Alopezie ausgebildet hat. Daher sollten zur Aktivitätsbestimmung des Effluviums ein klinischer Epilationstest (Kap. 2.1.2.) und ein Trichogramm (Kap. 2.1.3.) durchgeführt werden.

Anamnestisch sollte immer nach der Regelblutung und der Einnahme hormoneller Kontrazeptiva gefragt werden. Wurden zwei bis vier Monate vor Beginn des Effluviums Kontrazeptiva ab- oder umgesetzt, könnte das den gesteigerten Haarausfall erklären. Nach einer Geburt ist bei der Mutter ein nach zwei bis vier Monaten einsetzendes Effluvium geradezu physiologisch. Es wird sich von selbst nach vier bis sechs Monaten zurückgebildet haben.

Bei jüngeren Frauen mit ausgeprägter androgenetischer Alopezie sollte immer eine gynäkologische Untersuchung mit Bestimmung der Östrogene und Androgene im Serum durchgeführt werden. Die Hormonwertbestimmung ist nur aussagekräftig, wenn keine hormonellen Kontrazeptiva eingenommen werden. Sie sollte zwischen dem 2. und 5. Tag des Zyklus durchgeführt werden. Zu einem Mißverhältnis von zu viel Androgenen und zu wenig Östrogenen kann beispielsweise ein polyzystisches Ovariensyndrom führen. Klinisch ist auf Virilisierungszeichen wie Hirsutismus oder Hypertrichose zu achten (Kap. 4.5).

Therapie

Bei der androgenetischen Alopezie der Frau kommen je nach Ausprägung verschiedene Therapieintensitäten zur Anwendung (Tab. 6.1).

Diskrete Haarlichtung im Stadium 0 bis I nach Ludwig kann mit örtlich angewendeten 17-β-Östrogenlösungen gestoppt oder verzögert werden. Eine mögliche Magistralrezeptur wäre:

Progynova® 10,0 (20,0)

70 % Isopropylalkohol ad 300,0

Wissenschaftliche Wirksamkeitsnachweise liegen für solche Magistralrezepturen jedoch nicht vor.

Fertigprodukte, die 17-α-Östradiol in einer Konzentration von 0,025 % enthalten, sind Ell-Cranell-α® oder Pantostin® Lösung (siehe auch Kap. 6.1.1.). Liegt zusätzlich Seborrhoe und Kopfschuppung vor, kann die Kombination von Östrogenen mit Kortikosteroiden hilfreich sein. Fertigprodukte hierzu sind Ell-Cranell Dexa®, Alpicort-F®, Crinohermal-fem-neu® und andere. Kortikosteroidnebenwirkungen wie Hautatrophie sind an der behaarten Kopfhaut nicht zu erwarten.

- Topisch
  - 17α-Estradiol (Ell-Cranell-α®, Pantostin®)
  - 17β-Estradiol (Alpicort F®, Crinohermal fem neu®)
  - Minoxidil 2 % oder 5 % Lösung (Regaine®)
- Systemische Antiandrogene
  - Chlormadinonacetat (Belara®, Neo-Eunomin®)
  - Dienogest (Valette®)
  - Cyproteronacetat (Diane-35®, Androcur®)

Tab. 6.1: Therapie der androgenetischen Alopezie der Frau.

Eine orale Therapieoption fraglicher Wirksamkeit ist z.B. ein Gesamtextrakt aus Hirsefrüchten, L-Cystin und Calciumpantothenat (Priorin®). Hirse hat einen hohen Anteil an Miliacin, Fettsäuren, Kieselsäure, Mineralstoffen, Aminosäuren, Vitamin B1, B6 und Nicotinamid. Calciumpantothenat ist ein Vitamin des B-Komplexes, somit Bestandteil des Coenzym A. Kürzlich wurde eine doppelblinde, randomisierte und plazebokontrollierte Studie an 40 Frauen mit androgenetischer Alopezie mit Anagenhaarrate unter 80 % veröffentlicht. 21 Frauen erhielten Verum, 19 Frauen Plazebo, alle 3 x 2 Kapseln täglich. Untersuchte Zielparameter waren die Anagenhaarquote im Phototrichogramm vor Beginn der Studie und nach 3 und 6 Monaten. Die Studiendauer betrug 6 Monate mit Beginn im Spätherbst und Ende im Sommer. In der Verumgruppe konnte ein Anstieg der Anagenhaarquote von 75,5 % auf 87,6 % (+ 12,1 %), in der Plazebogruppe von 74,6 % auf 83 % (+ 8,4 %) gemessen werden. Es ergab sich ein signifikanter Unterschied zwischen Verum und Plazebo. Nachteilig ist die lediglich 6-monatige Studiendauer mit Beginn im Spätherbst und Ende im Sommer. Aus der Literatur sind jahreszeitliche Schwankungen des Effluviums und somit der Anagenhaarquoten bekannt. Üblicherweise ist im Frühjahr und Herbst ein verstärkter Haarausfall nachweisbar. Die Frage ob die androgenetische Alopezie gestoppt werden konnte, wie viele Patienten von der Behandlung profitiert haben und ob sich eine Veränderung der Haarzahl feststellen ließ, blieb unbeantwortet. Insgesamt bleibt die Wirkung dieser Substanzen auf das Haarwachstum unklar.

Bei stärkerer Haarlichtung im Stadium I bis II nach Ludwig können systemisch gegebene Antiandrogene von Nutzen sein. Fertigpräparate sind Belara®, Neo-Eunomin®, Valette® oder Diane-35® (Tab. 6.1). Alle vier Präparate haben neben einer günstigen Wirkung auf Seborrhoe und Akne auch kontrazeptive Eigenschaften, da bei der Gabe von Antiandrogenen eine Schwangerschaft unbedingt vermieden werden muß. Andernfalls könnte es zur gestörten Genitalentwicklung bei männlichen Föten kommen.

Bei ausgeprägter Haarlichtung oder starker Progressionstendenz kann nach Rücksprache mit dem Gynäkologen das Antiandrogen Cyproteronacetat (Androcur®) in einer Dosierung von 10-50 mg/Tag eingesetzt werden. Auch hier muß aufgrund der feminisierenden Effekte auf männliche Föten eine Schwangerschaft ausgeschlossen werden und begleitend eine sichere Kontrazeption durchgeführt werden.

Bei der systemischen Gabe von Östrogenen oder Antiandrogenen sind Nutzen- und Risikorelation genau abzuwägen. Ein eindeutiger Nutzen gegen die androgenetische Alopezie ist bisher für keines der Präparate in gut kontrollierten klinischen Studien nachgewiesen worden. Bekannt ist allerdings, daß sich das Thrombose- und Embolierisiko zwar gering, aber signifikant erhöht. Ein zusätzlicher starker Risikofaktor ist das Zigarettenrauchen, so daß wir bei Raucherinnen von einer systemischen Östrogen- oder Antiandrogengabe abraten.

Die stärkste äußerlich anzuwendende Substanz gegen die androgenetische Alopezie ist wie bei Männern auch bei Frauen die 2- oder 5 %ige Minoxidillösung (Regaine 2 % oder 5 %). Der Verlauf der androgenetischen Alopezie kann bei vielen Frauen aufgehalten werden. Einige Frauen beobachten sogar eine Zunahme der Haardichte (Abb. 6.39a+b).

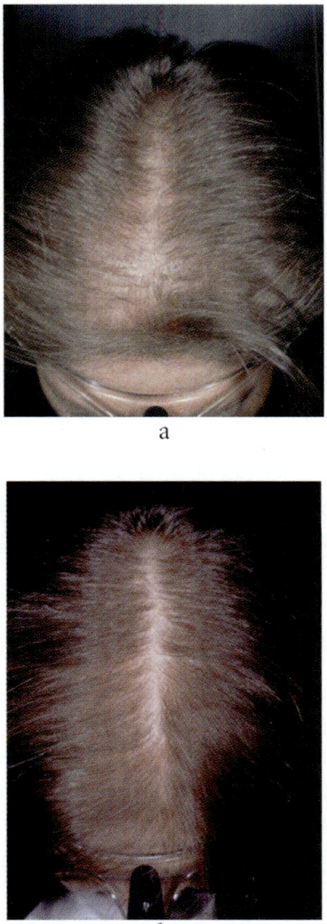

a

b

Abb. 6.39a+b: Therapie mit Minoxidil 5% bei einer Frau mit androgenetischer Alopezie Ludwig II.
a: Vor Therapie, **b:** Nach 6 Monaten Therapie mit Regaine® 5 %-Lösung.

Bei Frauen dunklen Typs, beispielsweise Griechinnen oder Türkinnen, kann es bei etwa 10 bis 20 % zu Hypertrichosen auf Stirn und Wangen kommen. Die Nebenwirkung ist allerdings voll reversibel, so daß sie bei Frauen mit großem Leidensdruck nach gründlicher Aufklärung in Kauf genommen werden kann. Eine andere Nebenwirkung der äußerlichen Minoxidilanwendung ist eine toxische oder allergische Irritation der Kopfhaut, die bei etwa 5 bis 10 % der Frauen auftritt. Auch diese Nebenwirkung ist reversibel und kann bei seltenerer Anwendung (nur einmal statt zweimal pro Tag) oder bei Verwendung der geringeren Konzentration (2 % statt 5 %) oft vermieden werden. Schließlich ist darauf hinzuweisen, daß Minoxidil in Deutschland für Frauen noch nicht zugelassen ist und es sich bei der Anwendung somit um einen individuellen Heilversuch handelt, der spezieller Aufklärung bedarf. Da Minoxidil schwierig in Lösung zu bringen ist, verwenden wir nur das Markenpräparat Regaine® und raten von Individualrezepturen ab.

Literatur

Bergner T, Braun-Falco O (1991) Die androgenetische Alopezie der Frau. Hautarzt 42:201-210

Birch MP, Messenger JF, Messenger AG (2001) Hair density, hair diameter and the prevalence of female pattern hair loss. Br J Dermatol 144:297-304

De Groot A, Nater JP, Herxheimer A (1987) Minoxidil: Hope for the bald? Lancet 329:1019-1022

Gehring W, Gloor M (2000) Das Phototrichogramm als Verfahren zur Beurteilung haarwachstumsfördernder Präparate am Beispiel einer Kombination von Hirsefruchtextrakt, L-Cystin und Calciumpantothenat. Z Hautkr 75:419-423

Latz J (1998) Haar-Los. Der Ratgeber bei Haarproblemen. Verlag Gesundheit, Berlin

Ludwig E (1977) Classification of the types of androgenetic alopecia (common baldness) occurring in the female sex. Br J Dermatol 97:247-254

Orme S, Cullen DR, Messenger AG (1999) Diffuse female hair loss: are androgens necessary? Br J Dermatol 141:521-523

Price V, Roberts JL, Hordinsky M, et al. (2000) Lack of efficacy of finasteride in postmenopausal women with androgenetic alopecia. J Am Acad Dermatol 43:768-776

Schell H, Kiesewetter F, Hornstein OP (1994) Haarwuchsmittel bei androgenetischer Alopezie. Anspruch und Realität. Hautarzt 45:360-363

Schmidt S, Fischer TW, Chren MM, Strauss BM, Elsner P (2001) Strategies of coping and qualities of life in women with alopecia. Br J Dermatol 144:1038-1043

6.2. Diffuse und sonstige Alopezien

6.2.1. Diffuse Alopezien

Ätiologie

Diffuse Alopezien sind relativ gleichmäßig über den Kopf verteilte Haarlichtungen, die weder in die Gruppe der androgenetischen Alopezie noch in die der Alopecia areata eingeordnet werden können. Sie sind oft Ausdruck einer vorübergehenden Störung und können somit symptomatischen, hinweisenden Charakter haben.

Klinik

Das klinische Erscheinungsbild variiert mit der zugrundeliegenden Störung (Abb. 6.40, 6.41). So ist die Alopezie bei Eisenmangel, Erythrodermie oder nach Chemotherapie meist gleichmäßig diffus, während die syphilitische Alopezie auch fleckförmig sein kann.

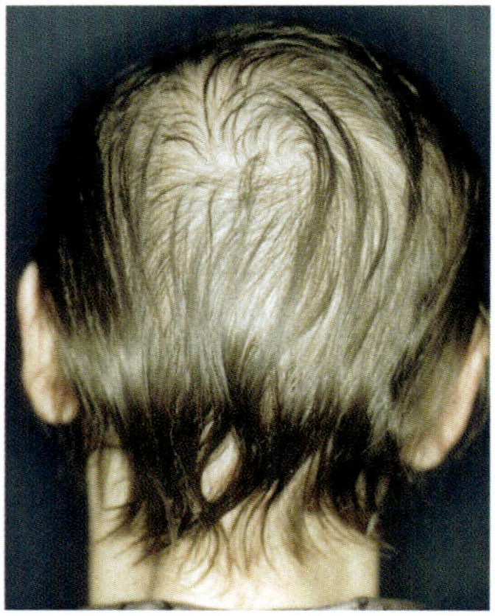

Abb. 6.40: Diffuse Alopezie bei Eisenmangel.

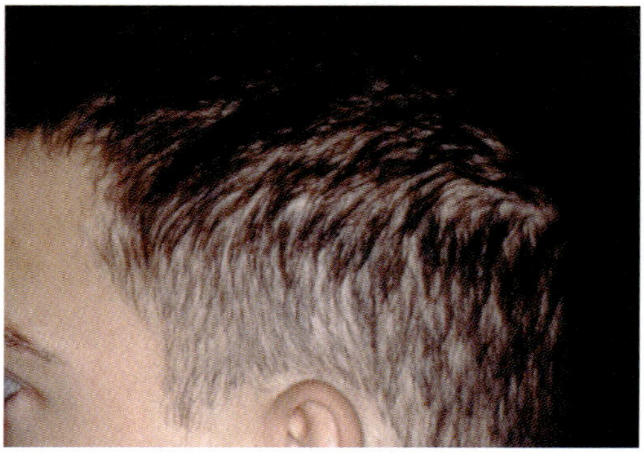

Abb. 6.41: Kleinfleckige Alopezie bei Lues II.

Diagnostik

Kommen klinisch weder eine androgenetische Alopezie noch eine Alopecia areata in Frage, sollte eine erweiterte Diagnostik durchgeführt werden. Tab. 6.2 listet die empfohlenen Untersuchungen auf. Da eine diffuse Alopezie meist von einem diffusen Effluvium begleitet wird, sollte immer ein Trichogramm zur Aktivitätsbeurteilung durchgeführt werden.

Liegt bereits eine klar sichtbare androgenetische Alopezie vor, kann die Diagnostik auf die gynäkologischen und endokrinologischen Aspekte beschränkt werden.

- Anamnese
  - Chemotherapie?
  - Heparin erhalten?
  - Hormonelle Kontrazeptiva ab- oder umgesetzt?
  - Medikamente (siehe Tab. 2.1)
- Labordiagnostik
  - Serumeisen, Ferritin
  - Schilddrüsenwerte (TSH, fT4)
  - Lues-Serologie (TPHA-Test, VDRL-Test)
- Trichogramm zur Aktivitätsbestimmung

Tab. 6.2: Diagnostik bei Effluvium und diffuser Alopezie.

Therapie

Die Behandlung der diffusen Alopezie liegt in der Beseitigung der zugrunde liegenden Ursache. Findet sich keine eindeutige Ursache, lassen sich die Haare manchmal durch Minoxidil-Lösung (Regaine®) im Heilversuch verdichten.

Literatur

Braun-Falco O, Plewig G, Wolff HH (1995) "Erkrankungen der Haare." In: Dermatologie und Venerologie. Springer, Berlin, S. 992-1028

Braun-Falco O, Zaun H (1962) Zum Wesen der chronischen diffusen Alopecie bei Frauen. Arch Klin Exp Dermatol 215:165-180

Rushton DH, Ramsay ID, James KC, Norris MJ, Gilkes JJH (1990) Biochemical and trichological characterization of diffuse alopecia in women. Br J Dermatol 123:187-197

Ständer H, Traupe H, von Mühlendahl KE (1999) Haarausfall und Umwelteinflüsse. Dt Ärztebl 96:A 1571-1575

6.2.2. Chronisch telogenes Effluvium

Ätiologie

Verstärkter Haarwechsel durch verkürzte Anagenphasen.

Klinik

Betroffen sind meist Frauen ab 40 Jahren mit relativ dichtem Haarkleid. Berichtet wird ein ausgeprägter Haarausfall mit Verlust von 250 und mehr Haaren täglich. Der Haarausfall kann über Monate bis Jahre bestehen und sich phasenhaft verschlechtern. Im Allgemeinen stellt sich allenfalls eine diffuse Ausdünnung des Haarkleides ein, jedoch fast nie eine Alopezie. Ein Zurückweichen des frontalen Haaransatzes wurde beschrieben. Ein spontanes Sistieren des verstärkten Haarausfalls kann vorkommen.

Diagnostik

Die Diagnosestellung erfolgt klinisch und mittels Trichogramm. Besteht bei einer Patientin im Trichogramm über längere Zeit eine Telogenrate von 30 % oder mehr, ohne dass sich eine Lichtung einstellt, liegt ein chronisch telogenes Effluvium vor.

Therapie

Aufklärung. Gegebenenfalls Heilversuch mit Minoxidil-Lösung (Regaine®).

Literatur

Garcia-Hernandez MJ, Camacho FM (1999) Chronic telogen effluvium: incidence, clinical and biochemical features, and treatment. Arch Dermatol 135:1123-1124

Whiting DA (1996) Chronic telogen effluvium: increased scalp hair shedding in middle-aged women. J Am Acad Dermatol 35:899-906

Whiting DA (1999) Update on chronic telogen effluvium. Exp Dermatol 8:305-306

6.2.3. Loses-Anagenhaar-Syndrom

Ätiologie

Die innere Wurzelscheide legt sich nicht paßgenau um den Haarschaft. Dadurch sitzt das Haar relativ locker in der Kopfhaut.

Klinik

Das Syndrom ist bisher fast ausschließlich bei blonden Kindern beschrieben worden. Schmerzloses Ausziehen von Anagenhaarbüscheln ist möglich. Sichtbare, reversible Alopezie vor allem an Stellen mechanischer Belastung, also okzipital.

Diagnostik

Im Trichogramm ausschließlich dysplastische Anagenhaare ohne Wurzelscheide (Abb. 2.7). Histologisch Spaltbildung zwischen den Haarschäften und der inneren Wurzelscheide.

Therapie

Keine spezifische Therapie bekannt. Vermeidung von Traumata und Zugkräften. Meist spontane Besserung mit zunehmendem Lebensalter.

Literatur

Hamm H, Traupe H (1989) Loose anagen hair of childhood: The phenomenon of easily pluckable hair. J Am Acad Dermatol 20:242-248

Nödl F, Zaun H, Zinn KH (1986) Gesteigerte Epilierbarkeit von Anagenhaaren bei Kindern als Folge eines Reifungsdefekts der Follikel mit gestörter Verhaftung von Haarschaft und Wurzelscheiden. Das Phänomen der leicht ausziehbaren Haare. Akt Dermatol 12:55-57

Olsen EA, Bettencourt MS, Cote NL (1999) The presence of loose anagen hairs obtained by hair pull in the normal population. J Invest Dermatol (Symp Proc) 4:258-260

Price VH, Gummer CL, Phil D (1989) Loose anagen syndrome. J Am Acad Dermatol 20:249-256

Tosti A, Peluso AM, Misciali C, Venturo N, Patrizi A, Fanti PA (1997) Loose anagen hair. Arch Dermatol 133:1089-1093

6.2.4. Trichotillomanie

Ätiologie

Neurotisch-zwanghaftes Ausreißen der Kopfhaare mit sekundärer Alopezie.

Klinik

Die Trichotillomanie tritt vor allem bei jungen Frauen und Mädchen auf. Bei Kindern ist nicht selten ein kleines Geschwisterchen auf die Welt gekommen, das jetzt die Aufmerksamkeit der Eltern erfordert. Der sekundäre Krankheitsgewinn durch die mittels Trichotillomanie erzeugte Alopezie kann beträchtlich sein: Die besorgten Eltern konsultieren eine Reihe von Ärzten; viele Laboruntersuchungen werden durchgeführt; die Aufmerksamkeit der Mitschüler und Lehrer ist gewährleistet. Meist wird erst nach Monaten die richtige Diagnose gestellt. Für den erfahrenen Trichologen ist die Diagnose einfach: Es zeigen sich alopezische Areale mit stoppelig abgebrochenen Haaren. Die manchmal frappierend scharfe Begrenzung (Abb. 6.42) verführt oft zur Fehldiagnose einer Alopecia areata. Allerdings findet sich bei der Trichotillomanie immer ein stoppeliger Haarboden voller Haarschäfte.

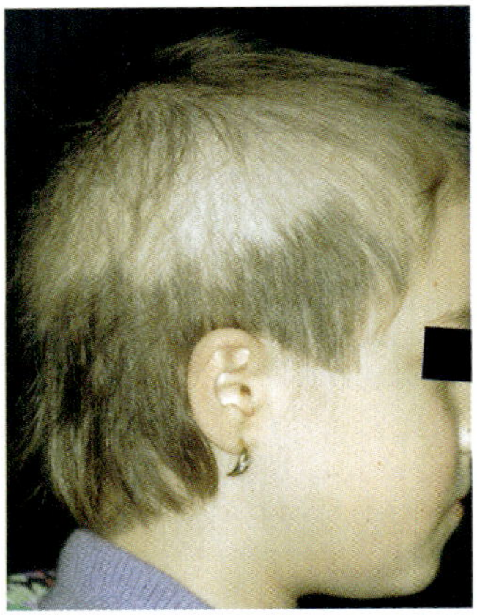

Abb. 6.42: Trichotillomanie. Keine völlig haarlosen Areale, meist Stoppeln am Haarboden.

Diagnostik

Das wichtigste ist der genaue klinische Blick, vor allem in Abgrenzung zur Alopecia areata das Erkennen der Haarstoppeln. Die Anamnese ist in der Regel nicht verwertbar, da das zwanghafte Ausziehen der Haare meist geleugnet wird oder manchmal gar nicht bewußt ist. Im Trichogramm aus dem Randbereich fällt oft ein hoher Anteil an Anagenhaaren auf (> 90 %), da alle locker sitzenden Telogenhaare ausgezogen worden sind. Bei sehr starker Traumatisierung findet sich im Trichogramm eine große Zahl dystrophischer oder dysplastischer Haare. Ein hoher Telogenanteil spricht gegen eine Trichotillomanie und eher für eine ungewöhnliche Alopecia areata. Eine besondere diagnostische Schwierigkeit kommt bei einigen Patienten hinzu, die zunächst eine echte Alopecia areata haben, und die diese dann nach Spontanregression aufgrund des genossenen sekundären Krankheitsgewinns durch eine Trichotillomanie ersetzen. Gesichert wird die klinische Verdachtsdiagnose mittels Kopfhautbiopsie und Histologie. Man sieht charakteristische Hämorrhagien und Melaninversprengungen im Follikelkanal (Abb. 6.43). Seltenere Varianten dieser neurotischen Störung sind das Abschneiden der Haare (Trichotemnomanie) und das Schlucken der Haare (Trichophagie).

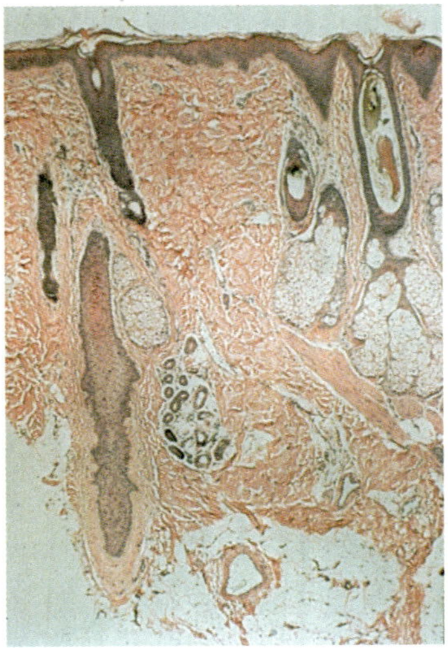

Abb. 6.43: Histologie Trichotillomanie: Keine Entzündung, follikuläre Einblutungen und Melaninpigmenteinlagerung (aus: Whiting DA, Howsden FL: Color Atlas and Differential Diagnosis of Hair Loss, © Canfield Publishing).

Therapie

Die Diagnose der Trichotillomanie wird von Betroffenen und Eltern zunächst meist abgelehnt. Durch behutsames Vorgehen kann jedoch zumindest eine Vorstellung bei psychosomatisch geschulten Ärzten erreicht werden. Am hilfreichsten ist bei Kindern das Gespräch mit der gesamten Familie. Medikamentöse Behandlungen sind in der Regel nicht angezeigt.

Literatur

Davis-Daneshfar A, Trüeb RM (1995) Tonsur-Trichotillomanie. Hautarzt 46:804-807

Muller SA (1990) Trichotillomania: a histopathologic study in sixty-six patients. J Am Acad Dermatol 23:56-62

Pericin M, Kündig TM, Trüeb RM (1996) Trichotillomanie in Verbindung mit Alopecia areata. Z Hautkr 71:921-924

6.2.5. Sonstige nicht vernarbende Alopezien

Hinterhaupts-Alopezie des Säuglings

In den ersten Lebensmonaten entsteht ein diffuser Haarverlust am Hinterkopf des Säuglings, der sich zu einer umschriebenen Alopezie entwickeln kann. Ursächlich sind die Reibung des Kopfes auf der Unterlage und der zu dieser Zeit einsetzende postnatale Haarverlust. Insgesamt handelt es sich um einen häufig auftretenden Zustand, der meist zur Beunruhigung der Eltern führt. Eine Therapie ist nicht erforderlich, wohl aber eine Beratung der Eltern über die Unbedenklichkeit des Befundes.

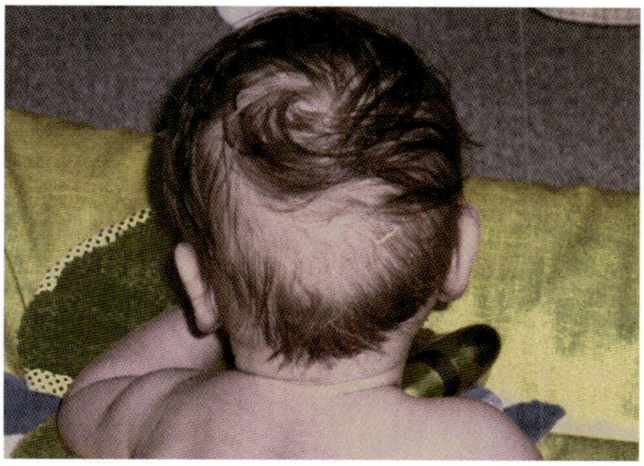

Abb. 6.44: Hinterhauptsalopezie bei einem Säugling (Abbildung von privat).

Traktionsalopezie

Straff zurückgebundene "Pferdeschwanz"-Frisuren oder Zöpfe können bei anhaltendem Zug an den Haaren kurzfristig zu temporärem, langfristig zu bleibendem Haarverlust führen. Der chronisch persistierende Zug führt zu einem Untergang der Haarfollikel und zu einer der Zugrichtung folgenden Ausbreitung der Alopezie. Die Kopfhaut ist hierbei klinisch unauffällig, ohne Zeichen für Entzündung oder Vernarbung.

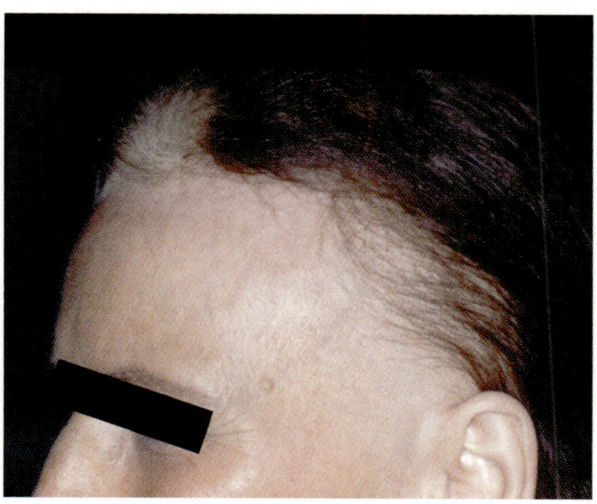

Abb 6.45: Persistierende Traktionsalopezie frontal durch zu straffe Frisur.

Alopezie durch Druck

Lang anhaltender Druck durch Bewußtlosigkeit oder Immobilisation kann zu einer temporären Alopezie im betroffenen Gebiet führen.

Kurze, starke Druckeinwirkungen bei Unfällen oder Geburtstraumata können kurzfristig Ödeme mit späterem Haarverlust nach sich ziehen. Meist wachsen die Haare nach Entlastung wieder nach.

Alopezie durch Entzündungen

Entzündliche Erkrankungen des Haarbodens wie Psoriasis vulgaris (Abb. 6.46), atopisches Ekzem, Tinea capitis (Abb. 6.75) oder Mycosis fungoides können auch zu Alopezie am Kapillitium führen. Die Haare wachsen in der Regel nach Behandlung der Grunderkrankung wieder nach. Bei chronischer Psoriasis capillitii sind jedoch auch vernarbende Alopezien beschrieben.

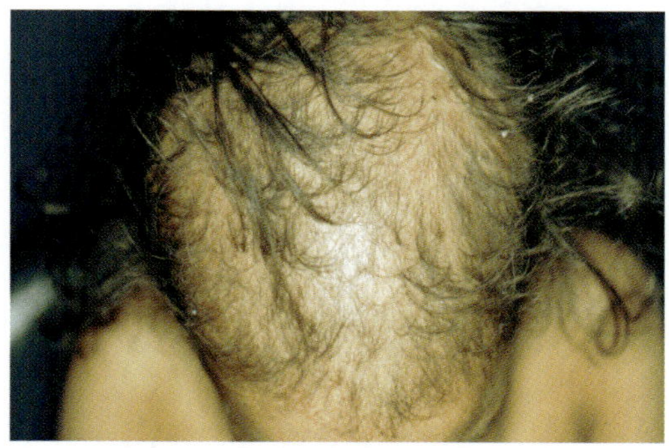

Abb. 6.46: Temporäre Alopezie bei psoriatischer Erythrodermie.

6.3. Alopecia areata

Synonym: Kreisrunder Haarausfall

Ätiologie

Entnimmt man eine Biopsie aus einem haarlosen Areal einer Alopecia areata, fällt eine dichte Infiltration von lymphohistiozytären Zellen in der Umgebung des Haarbulbus und der dermalen Papille auf (Abb. 6.47).

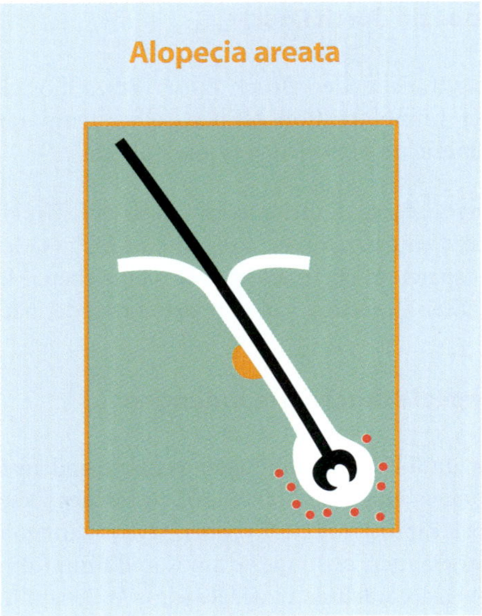

a

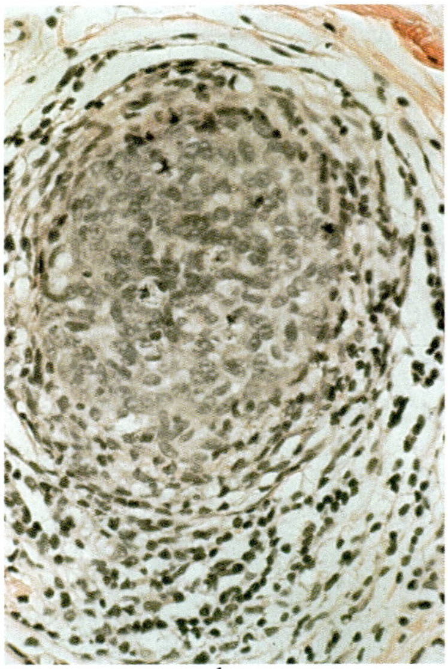

b

Abb. 6.47a+b: **a:** Alopecia areata: Peribulbäre, lymphozytäre Infiltration (Längsschnitt-Schema eines betroffenen Haarfollikels).
b: Alopecia areata Histologie: Lymphozytäre Infiltration des Haarbulbus. Querschnitt eines betroffenen Haarfollikels (aus Whiting DA, Howsden FL: Color Atlas and Differential Diagnosis of Hair Loss, © Canfield Publishing).

Mittels Immunhistologie konnte gezeigt werden, daß es sich bei dem Infiltrat überwiegend um CD4+ T-Helfer-Lymphozyten handelt. Die Lymphozyten sind sehr aktiv und produzieren Zytokine, die für eine zelluläre Immunreaktion vom TH1-Typ charakteristisch sind: Interferon-γ, Interleukin-1b und Interleukin-2. Diese Befunde weisen darauf hin, daß die Alopecia areata eine zellulär vermittelte Autoimmunerkrankung ist.

Für eine gewisse genetische Komponente spricht, daß die Alopecia areata bei etwa 20 bis 25 % der Patienten familiär gehäuft vorkommt. Auch tritt sie bei Trisomie 21 (Down-Syndrom) mit etwa 10 % überzufällig häufig auf. Schließlich wurden Assoziationen mit bestimmten HLA-Mustern beschrieben.

Klinik

Die Alopecia areata manifestiert sich durch zunächst kreisrunde, völlig haarlose Areale am Kapillitium (Abb. 6.48). Bei stärkerem Befall kann es zur Ausbreitung oder Konfluenz der haarlosen Bereiche kommen (Abb. 6.49).

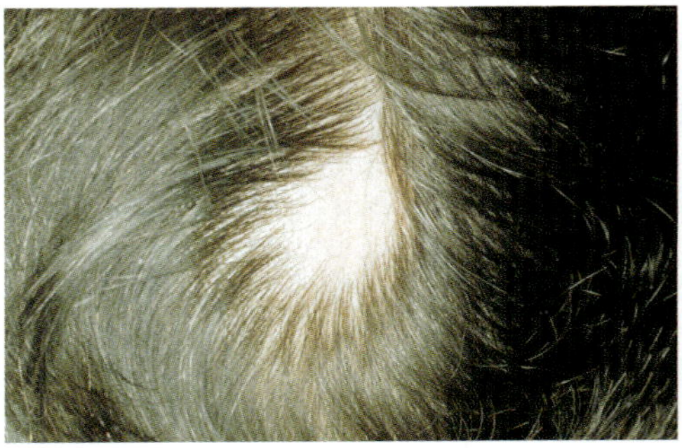

Abb. 6.48: Alopecia areata: Umschriebenes, völlig haarloses, nicht gerötetes Kopfhautareal.

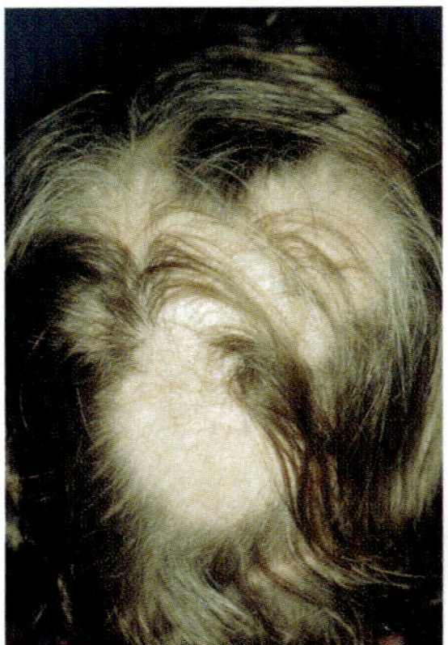

Abb. 6.49: Alopecia areata: Zum Teil bizarr konfigurierte haarlose Areale.

Als Ophiasis-Typ der Alopecia areata wird eine Variante bezeichnet, die sich vor allem im okzipitalen Haaransatzbereich ausbreitet. Diese Form ist therapeutisch schwerer zu beeinflussen (Abb. 6.50). Auch der Bartbereich kann betroffen sein (Abb. 6.51).

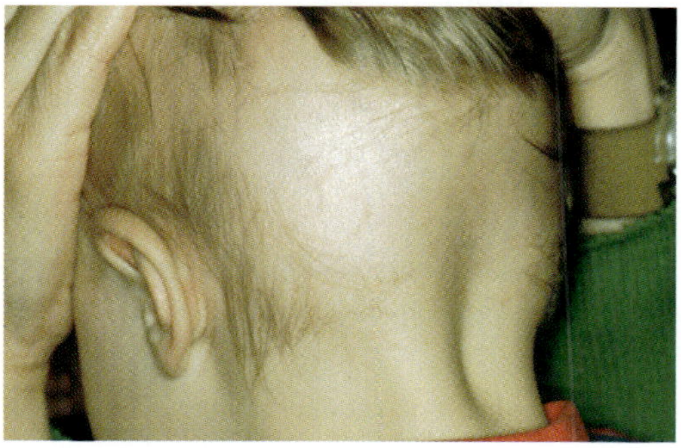

Abb. 6.50: Alopecia areata vom Ophiasis-Typ: Vom Nacken ausgehende haarlose Areale.

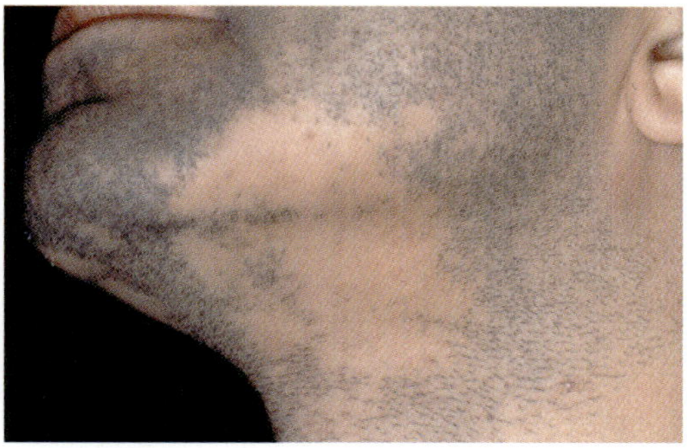

Abb. 6.51 Alopecia areata barbae.

Extremformen sind die Alopecia areata totalis mit völliger Haarlosigkeit des Kapillitiums (Abb. 6.52) und die Alopecia areata universalis, bei der sämtliche Körperhaare fehlen (Abb. 6.53).

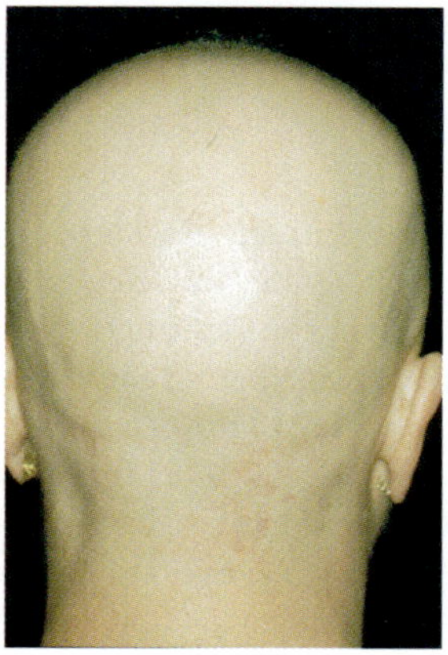

Abb. 6.52: Alopecia areata totalis: Völlige Haarlosigkeit am Kopf.

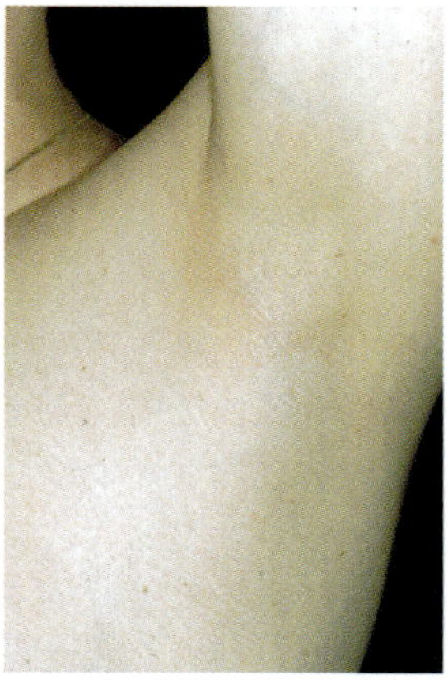

Abb. 6.53: Alopecia areata universalis: Völlige Haarlosigkeit am Körper, auch axillär und im Genitalbereich.

Da keine Vernarbung der Haarfollikel eintritt, ist die Alopecia areata im Prinzip jederzeit voll reversibel. Bei Erstmanifestation der Alopecia areata kommt es bei jedem dritten Patienten zur Spontanremission innerhalb von 6 Monaten; nach einem Jahr ist sogar jeder zweite Patient wieder erscheinungsfrei. Allerdings kommt es auch mit hoher Wahrscheinlichkeit in den folgenden Jahren wieder zu einem Rezidiv.

Lag die Erstmanifestation der Alopecia areata vor der Pubertät, ist die Wahrscheinlichkeit einer völligen Kahlheit etwa 50 %. Ist diese eingetreten, erleben ohne Therapie nur etwa 10 % der Kinder und etwa 20 % der Erwachsenen ein völliges, dauerhaftes Wiederwachstum der Haare. Im Einzelfall ist eine Vorhersage nie möglich. So kam es bei einer Frau, die im Alter von 16 Jahren alle Haare verlor, schließlich erst im Alter von 50 Jahren zum Wiederwachstum der Haare. Tab. 6.3 listet prognostisch ungünstige Faktoren bei Alopecia areata auf.

Schwere Verlaufsformen der Alopecia areata, die oft schon im Kindesalter auftreten, sind häufig mit einem Atopie-Syndrom assoziiert. Bis zu 40 % der von Alopecia areata betroffenen Kinder haben Neurodermitis, Heuschnupfen oder allergisches Asthma. Auch finden sich bei frühen und schweren Verlaufsformen häufig charakteristische Nagelveränderungen. Typisch sind Tüpfel- und Sandpapiernägel (Abb. 6.54 und Abb. 6.55).

- Auch andere Familienmitglieder betroffen
- Zusätzlich atopisches Ekzem
- Nagelveränderungen (Tüpfel- und Sandpapiernägel)
- Auftreten der Alopecia areata bereits im Kindesalter
- Alopecia areata vom Ophiasis-Typ
- Alopecia areata totalis oder universalis
- Lange Bestandsdauer der Erkrankung

Tab. 6.3: Prognostisch ungünstige Faktoren bei Alopecia areata.

Auch Autoimmunerkrankungen wie zum Beispiel eine Hashimoto-Thyreoiditis oder eine Vitiligo kommen gehäuft bei Alopecia areata Patienten vor.

Alle oben genannten Assoziationen anderer Erkrankungen mit der Alopecia areata geben zwar einen Hinweis auf vielschichtige immunologische Störungen, sind jedoch therapeutisch nicht weiterführend.

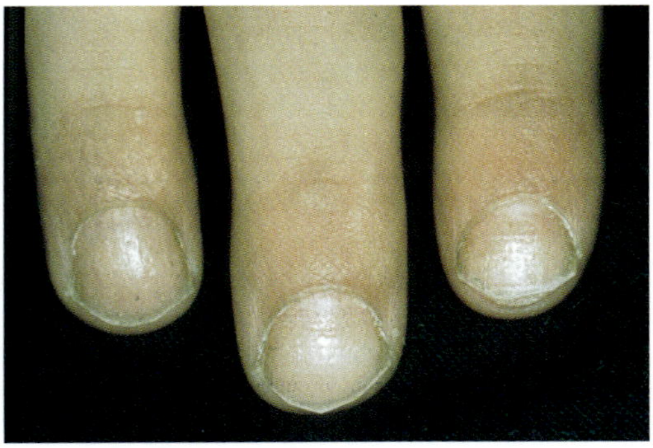

Abb. 6.54: Tüpfelnägel bei Alopecia areata.

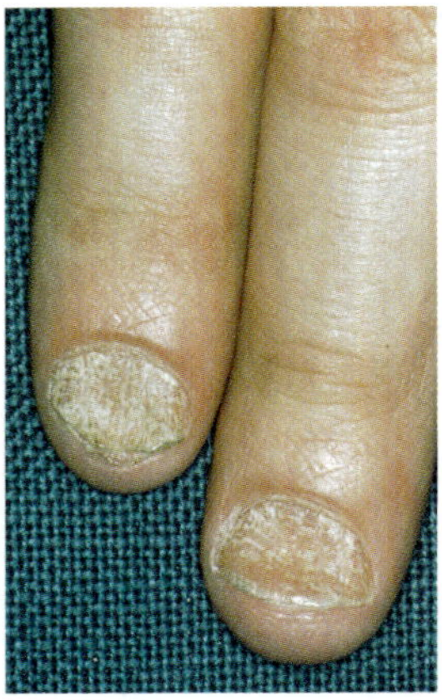

Abb. 6.55: Sandpapiernägel (Trachyonychie) bei Alopecia areata.

Aus verständlichen Gründen wollen viele Patienten eine Erklärung dafür finden, warum ein neuer Schub der Alopecia areata aufgetreten ist. Zu den häufig diskutierten Auslösern gehören psychische Belastungen. Allerdings kann fast jeder Mensch bei sich selbst seelische Belastungen oder Streßphasen ermitteln, ohne daß es zu einer Alopecia areata gekommen ist. Für die meisten Patienten können unserer Ansicht nach psychische Belastungen als Ursache der Alopecia areata ausgeschlossen werden. Auch für die Hypothese, daß die Alopecia areata durch einen Infektionsfokus unterhalten wird, gibt es keine Anhaltspunkte.

Völlig haltlos sind Hypothesen, daß die Alopecia areata durch Umwelteinflüsse wie Formaldehyddämpfe, Holzschutzmittel, Überlandleitungen, Wasseradern, Telefon-Sendemasten und Ähnliches ausgelöst werden kann. Hier sollte der Arzt eine klare Stellung beziehen, um die Patienten vor Quacksalbern und Geschäftemachern zu schützen.

Diagnostik

Die Diagnose einer Alopecia areata läßt sich in den meisten Fällen klinisch stellen. Oft sind schon anamnestisch Episoden eines reversiblen Haarverlustes zu erfragen. Am Rand der meist völlig haarlosen Arealen fallen als diagnostische Wegweiser die etwa 1 bis 2 Millimeter langen ausrufezeichenartigen Peladehaare auf (Abb. 6.56).

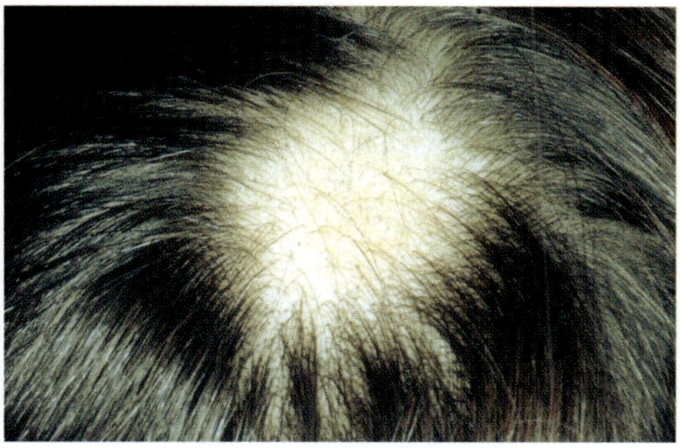

Abb. 6.56: Kurze Peladehaare (Form eines Ausrufezeichens) sind Ausdruck einer relativ starken Schädigung.

Differentialdiagnostisch sollte auch immer an eine Mikrosporie gedacht werden, vor allem wenn sich bei Kindern eine feine, kleieartige Schuppung auf dem Bezirk mit abgebrochenen Haarstummeln zeigt. Hier erlauben die Anamnese (Kontakt mit Katzen), eine Woodlicht-Untersuchung (gelblich-grüne Fluoreszenz) und ein mykologisches Nativpräparat Nachweis oder Ausschluß der Mikrosporie.

Bei Jugendlichen und Erwachsenen sollte immer eine Alopecia specifica bei Lues II ausgeschlossen werden. Dies geschieht mittels einer serologischen Suchreaktion mit dem TPHA- und VDRL-Test.

Die wohl wichtigste Differentialdiagnose der Alopecia areata, vor allem bei Mädchen, ist die **Trichotillomanie** (Kap. 6.2.4.). Durch mutwilliges Ausrupfen der Haare können oft frappierend scharf begrenzte, gelichtete Areale künstlich erzeugt werden. In der Regel kommt es jedoch nicht zur völligen Haarlosigkeit. Typischerweise fühlt sich die betroffene Kopfhaut wegen der kräftig nachwachsenden Haare stoppelig und rauh an. Als Diagnose wahrscheinlich wird die Trichotillomanie durch ein normales Trichogramm mit mehr als 90 % Anagenhaaren. Gesichert wird sie mittels Kopfhautbiopsie, wobei sich histologisch in den Haarfollikeln Pigmentverschiebungen, Hämorrhagien und Katagenhaare zeigen.

Zur **Prognose** sollte eine Familienanamnese und eine Atopieanamnese (Ekzeme, Heuschnupfen, Asthma) erhoben werden. Klinisch ist auf Atopiestigmata wie halonierte Augen, gedoppelte Unterlidfalte und Hyperlinearität der Handlinien zu achten. Gegebenenfalls kann die Atopiediagnostik durch Pricktestungen (Katzenhaare, Hausstaubmilbenallergene, Graspollen), RAST-Untersuchungen (SX-1-RAST) und Serum-IgE-Messung ergänzt werden. Bei positiven Atopiezeichen ist die Prognose ungünstiger (Tab. 6.3).

Prognostisch wertvoll ist auch der klinische Epilationstest im Randbereich der Herde sowie an nicht betroffenen Stellen der Kopfhaut. Bei leichter Epilierbarkeit der Haare ist mit Progredienz zu rechnen. Besser und objektiver ist jedoch das Trichogramm: Zeigen sich auch in der nicht sichtbar betroffenen Kopfhaut vermehrt telogene und dystrophische Haare, ist auch dort mit Progredienz zu rechnen.

Aufgrund der mit 10 bis 20 % relativ häufigen Assoziation von Alopecia areata und Schilddrüsenstörungen kann eine Schilddrüsenfunktionsdiagnostik (TSH, fT4) durchgeführt werden.

Nicht sinnvoll sind Hormonanalysen, toxikologische Untersuchungen und groß angelegte internistische Durchuntersuchungen.

Therapie

Die Therapie der Alopecia areata ist schwierig, insbesondere bei längeren Verläufen. Mit Ausnahme der topischen Immuntherapie mittels Diphencyprone (DCP) sind alle im folgenden geschilderten Behandlungen empirischer Natur, das heißt ihre Wirksamkeit wurde bislang nicht in wissenschaftlichen Studien erwiesen.

Aufgrund möglicher positiver immunmodulatorischer Eigenschaften und des günstigen Nebenwirkungsprofils kann **Zink** ohne Bedenken über Monate hinweg gegeben werden (Solvezink Brausetabletten® 3 x 200 mg/Tag, Unizink® 2 x 50 mg/ Tag). Uns selbst sind mit oraler Zinktherapie allerdings keine eindeutigen Behandlungserfolge bekannt. Ebenso selten effektiv war die aus der Behandlung der Psoriasis bekannte Dithranol-Reiztherapie.

Eine relativ einfach anzuwendende Therapie bei gering ausgeprägter Alopecia areata sind **Kortikosteroidlösungen oder -cremes** (z.B. Florone crinale Lösung®, Dermoxin Creme®). Sie können ohne Bedenken für etwa drei Monate aufgebracht werden, da es am Kapillitium nicht oder zumindest erst sehr spät zu Kortikosteroid-Nebenwirkungen kommt. Die intradermale Applikation von Kortikosteroid-Kristallsuspensionen (Volon-A-Kristallsuspension®) ist aufgrund der gelegentlich eintretenden dermalen Atrophie (Dellenbildung) und der in Augennähe nicht mit letzter Sicherheit auszuschließenden Embolie der Arteria nervi optici bei uns nicht üblich.

Systemisch verabreichte Kortikosteroide sind aufgrund der Langzeitnebenwirkungen höchstens zur Bremsung eines akuten Schubes geeignet. Wenn verabreicht, sollten sie über mindestens sechs Wochen gegeben werden. Wir beginnen mit 1 mg/kg KG Methylprednisolon, das dann alle zwei Wochen um etwa 10-12 mg reduziert wird. Allerdings sind die eigenen Erfahrungen mit innerlichen Kortikosteroiden enttäuschend. Meist sind bei einem sehr starken Schub einer Alopecia areata bereits sämtliche Haarfollikel vom Anagen ins Telogen übergegangen, so daß diese Haare unweigerlich in den nächsten 4-8 Wochen ausfallen werden. Lediglich das Wiederwachstum der Haare könnte hier durch Kortikosteroide etwas beschleunigt werden. Während eine gute Wirkung nur gelegentlich gesehen wird, stellen sich die unerwünschten Nebenwirkungen einer Kortikosteroidtherapie wie Gewichtszunahme und akneiforme Hautveränderungen leider fast immer ein.

Auch die sehr komplizierte und nebenwirkungsreiche Therapie mit Diaminodiphenylsulfon (Dapson Fatol®) hat unsere Erwartungen enttäuscht, so daß wir sie kaum noch anwenden.

Systemische Immunsuppressiva wie Ciclosporin A, Mycophenolatmofetil oder Tacrolimus werden von uns bei der Alopecia areata aufgrund von Nutzen-Risiko-Abwägungen in der Regel nicht angewendet. Die topische Therapie mit 0,1% Tacrolimus-Creme (Protopic®) hat sich in einer kleinen Therapieserie an 5 langjährigen Alopecia areata totalis Patienten leider als wirkungslos erwiesen. UVA-Bestrahlungen nach topischer Psoralen-Anwendung ("Turban-PUVA") halten wir für wenig wirksam und nicht praktikabel.

Die derzeit wohl wirksamste Therapie der ausgeprägten Alopecia areata ist die Induktion eines allergischen Kopfekzems mittels des obligaten Kontaktallergens **Diphencyprone, DCP** (Abb. 6.57-60). Nach der Sensibilisierung mit 2 %iger DCP-Lösung wird in wöchentlichen Abständen eine gerade so niedrige Konzentration der DCP-Lösung am Kapillitium aufgebracht, daß ein mildes Kontaktekzem entsteht. Die geeignete DCP-Konzentration muß mit Fingerspitzengefühl individuell austitriert werden. Wichtig ist, daß in den ersten Monaten bis zum Wachstum von Haaren nur eine Kopfhälfte behandelt wird, damit ein spezifischer Therapieeffekt von einer Spontanremission unterschieden werden kann. Der Wirkmechanismus der DCP-Therapie beruht wahrscheinlich auf einer ekzembedingten Interferenz der Zytokinsignale, woraus eine Suppression der gegen die Haarfollikel gerichteten Lymphozyten resultiert. An Nebenwirkungen können überschießende Ekzeme auftreten, teils sogar mit Nässen und Blasenbildung. Besonders unangenehm ist die Entwicklung einer Vitiligo. Hier sind vor allem Dunkelhäutige und Patienten mit anamnestisch angegebener Vitiligo gefährdet. Die Erfolgsaussichten der topischen Immuntherapie mittels DCP mindern sich bei langer Bestandsdauer der Alopecia areata, starker Ausprägung, zusätzlich vorhandenem atopischem Ekzem sowie bei Tüpfel- oder Sandpapiernägeln.

Immerhin läßt sich bei etwa der Hälfte der Patienten ein Wiederwachstum der Haare selbst nach jahrelanger Haarlosigkeit erreichen (Abb. 6.57-60). Allerdings muß damit gerechnet werden, daß die topische Immuntherapie nur so lange wirkt wie sie angewendet wird. Günstige Langzeitergebnisse sind leider nur bei 10-20 % der schwer betroffenen Patienten zu erzielen. Aufgrund ihrer Aufwendigkeit und der potentiellen Nebenwirkungen sollte die DCP-Therapie nur von erfahrenen und speziell geschulten Ärzten eingesetzt werden. Da DCP nicht als Arzneimittel zugelassen ist, handelt es sich bei der Behandlung um einen individuellen Heilversuch, der spezieller Aufklärung bedarf.

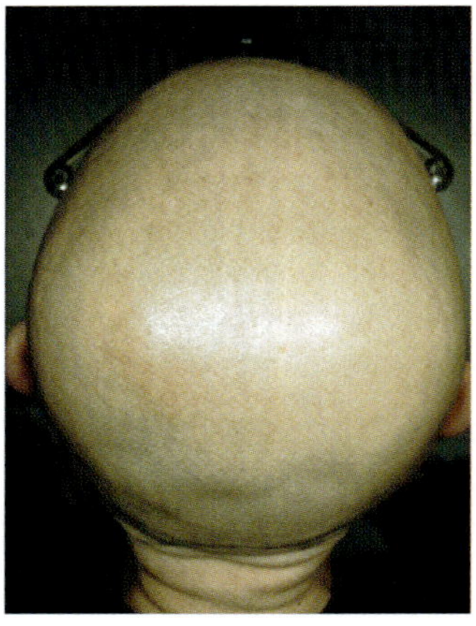

Abb. 6.57: Patientin mit Alopecia areata totalis seit 5 Jahren. Vor DCP-Therapie.

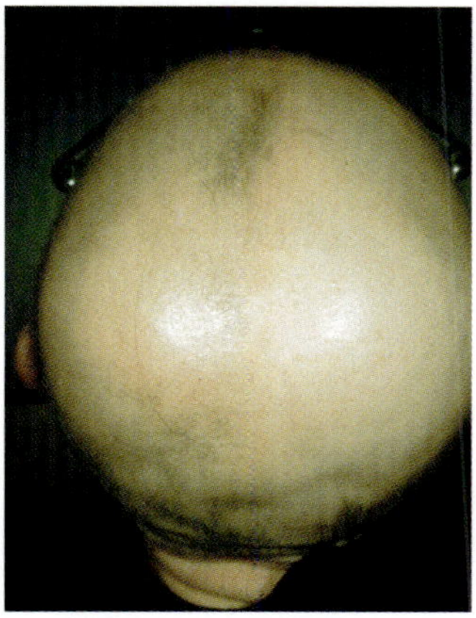

Abb. 6.58: DCP-Kontaktekzem auf der behandelten linken Kopfhälfte.

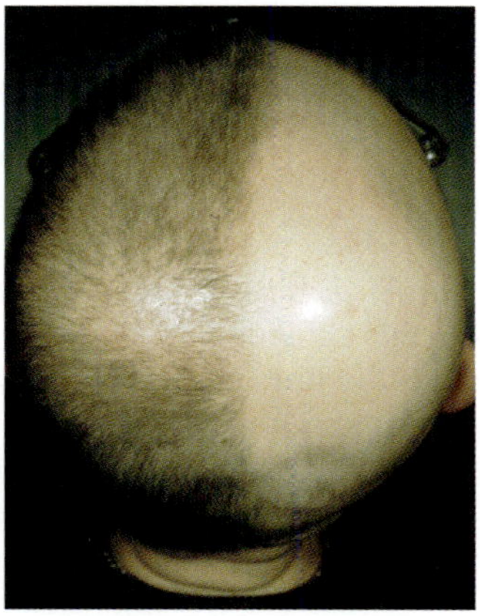

Abb. 6.59: DCP-Halbseiteneffekt auf der behandelten linken Kopfhälfte.

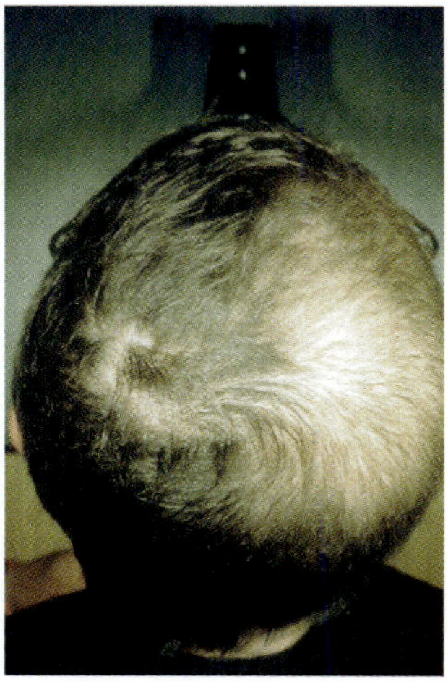

Abb. 6.60: Beidseitige DCP-Therapie.

Literatur

Cunliffe WJ, Hall R, Stevenson CJ, Weightman D (1969) Alopecia areata, thyroid disease, and autoimmunity. Br J Dermatol 81:877-881

Duhra P, Foulds IS (1990) Persistent vitiligo induced by diphencyprone. Br J Dermatol 123:415-416

Epstein E (2001) Evidence-based treatment of alopecia areata. J Am Acad Dermatol 45:640-642

Feldmann KA, Kunte C, Wollenberg A, Wolff H (2002) Is topical tacrolimus effective in alopecia areata universalis? Br J Dermatol, in press

Fiedler VC (1992) Alopecia areata. A review of therapy, efficacy, safety, and mechanism. Arch Dermatol 128:1519-1529

Gupta AK, Ellis CN, Cooper KD, Nickoloff BJ, Ho VC, Chan LS, Hamilton TA, Tellner DC, Griffiths CE, Voorhees JJ (1990) Oral cyclosporine for the treatment of alopecia areata. A clinical and immunohistochemical analysis. J Am Acad Dermatol 22:242-250

Happle R (2002) Diphencyprone for the treatment of alopecia areata: more data and new aspects. Arch Dermatol 138:112-113

Healy E, Rogers S (1993) PUVA treatment for alopecia areata - does it work? A retrospective review of 102 cases. Br J Dermatol 129:42-44

Hoffmann R, Happle R (1999) Alopecia areata - Klinik, Ätiologie, Pathogenese. Hautarzt 50:222-231

Hoffmann R, Happle R (1999) Alopecia areata - Therapie. Hautarzt 50:310-315

Knauber J, Zaun H (1990) Pathogeneseorientierte Therapieversuche bei Alopecia areata: Vergleich von DCP und Dapson. Akt Dermatol 16:348-352

MacDonald-Hull S, Pepall L, Cunliffe WJ (1991) Alopecia areata in children: response to treatment with diphencyprone. Br J Dermatol 125:164-168

Olsen EA, Carson SC, Turney EA (1992) Systemic steroids with or without 2 % topical minoxidil in the treatment of alopecia areata. Arch Dermatol 128:1467-1473

Peereboom-Wynia JDR, Beek CH, Mulder PGH, Stolz E (1993) The trichogram as a prognostic tool in alopecia areata. Acta Derm Venereol (Stockh) 73:280-282

Peter C, Hoting E (1996) Therapie der Alopecia areata mit Zinksulfat - eine placebokontrollierte Studie an 307 Patienten. Z Hautkr 71:175-189

Randall VA (2001) Is alopecia areata an autoimmune disease? Lancet 358:1922-1924

Taylor CR, Hawk JLM (1995) PUVA treatment of alopecia areata partialis, totalis and universalis: audit of 10 years´ experience at St John´s Institute of Dermatology. Br J Dermatol 133:914-918

Tosti A, Guidetti MS, Bardazzi F, Misciali C (1996) Long-term results of topical immunotherapy in children with alopecia totalis or alopecia universalis. J Am Acad Dermatol 35:199-201

Van der Steen P, Hoffmann R, Raykowski S, Schäufele M, Happle R (1995) Alopecia areata. Klinik, Pathogenese und topische Immuntherapie. Dt Ärztebl 92:831-836

Weise K, Kretzschmar L, John SM, Hamm H (1996) Topical immunotherapy in alopecia areata: anamnestic and clinical criteria of prognostic significance. Dermatology 192:129-133

6.4. Vernarbende Alopezien

Die Behandlung vernarbender Alopezien ist äußerst schwierig und langwierig. Hauptziel ist es, die fast immer vorhandene Entzündung zum Stillstand zu bringen (Abb. 6.61). Den vernarbenden Alopezien ist gemeinsam, daß die Entzündungsaktivität relativ hoch in der Dermis angesiedelt ist. Dort findet sich auch die sogenannte Wulstregion ("Bulge"), in der die Stammzellen des Haarfollikels angesiedelt sind (Abb. 6.61). Werden die Stammzellen durch die Entzündung zerstört, geht der Haarfollikel unter. Die Beurteilung des Therapieerfolges ist durch die oft nur schwelenden, aber sehr langwierigen Verläufe schwierig. Zur Wahl der optimalen Therapie muß unbedingt eine genaue Diagnose gestellt werden. Hierzu ist neben einer genauen klinischen Beobachtung meist die Entnahme von Kopfhautbiopsien notwendig. Am besten entnimmt man zwei 5-mm-Stanzbiopsien. Der erste Gewebszylinder wird horizontal für die Haematoxylin-Eosin (HE) Färbung aufgearbeitet, der zweite wird vertikal geteilt - eine Hälfte für die HE-Färbung, die andere Hälfte für die direkte Immunfluoreszenzuntersuchung (Abb. 2.15).

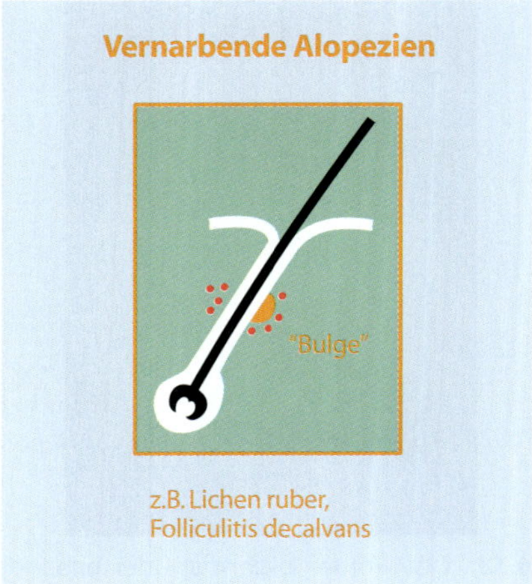

Abb. 6.61: Untergang des Haarfollikels bei vernarbenden Alopezien durch Entzündung in der Wulstregion ("Bulge").

6.4.1. Chronisch diskoider Lupus erythematodes

Ätiologie

Der *chronisch diskoide Lupus erythematodes (CDLE)* ist eine Autoimmunerkrankung, bei der ein gemischtes Infiltrat aus T-Lymphozyten und Histiozyten zur Zerstörung der Basalmembranzone und der Haarfollikel führt. Zusätzlich kommt es zu einer charakteristischen Ablagerung von Immunglobulinen (IgG) und Komplement (C3) entlang der Basalmembran. Sekundär resultiert eine Vernarbung mit Verhornungsstörungen.

Klinik

Bei etwa einem Drittel der Patienten mit CDLE des Integuments besteht gleichzeitig eine vernarbende Alopezie. Betroffene Kopfhautareale zeigen eine umschriebene narbige Alopezie. Zentral ist die Narbe meist blaß und reizfrei, während sich an den Rändern entzündliche Rötungen zeigen (Abb. 6.62).

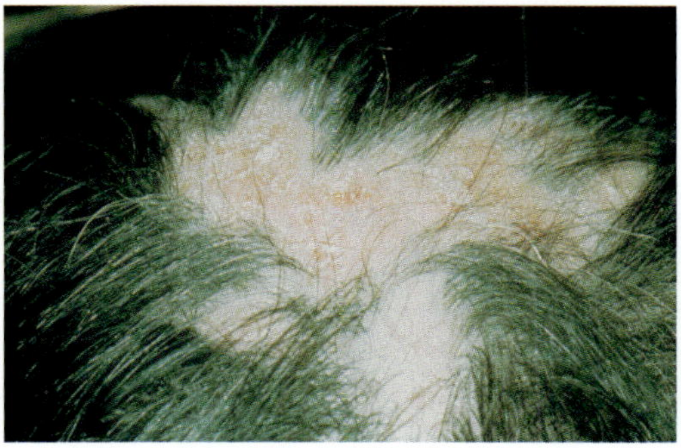

Abb. 6.62: Chronisch diskoider Lupus erythematodes (CDLE). Rötung, fest haftende Hyperkeratosen, narbige Alopezie.

Zusätzlich, vor allem am Rand, mittel- bis groblamellöse Schuppung. Bei Ablösung der Schuppen gelegentlich "Tapeziernagelphänomen", was dem hyperkeratotischen Ausguß eines Haarfollikels entspricht.

Der Verlauf ist meist chronisch und schubweise. Der Beginn der Erkrankung liegt oft Jahre zurück.

Diagnostik

Neben der relativ typischen Klinik mit narbiger Alopezie, randständiger Rötung und Schuppung wird die Diagnose mikroskopisch gesichert. Im HE-Schnitt zeigt sich ein dichtes, teils perifollikulär betontes Infiltrat aus Lymphozyten und Histiozyten, darüber hydropische Degeneration der Basalmembranzone (Abb. 6.63).

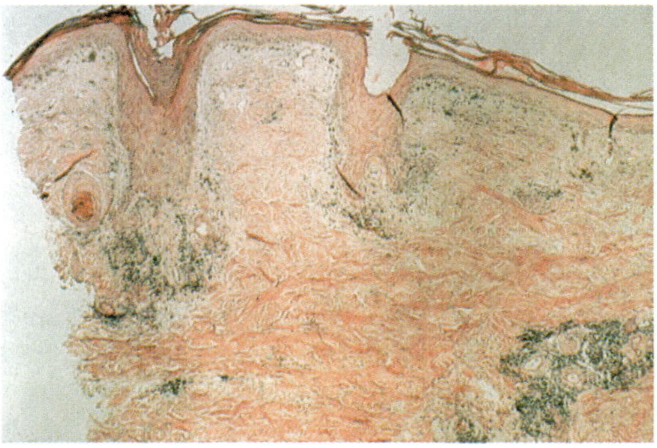

Abb. 6.63: CDLE-Histologie: Lymphoides Infiltrat in der oberen Dermis, Infiltration und Vakuolisierung der Basalmembranzone (aus: Whiting DA, Howsden FL: Color Atlas and Differential Diagnosis of Hair Loss, © Canfield Publishing).

In der direkten Immunfluoreszenz (DIF) Ablagerung von Immunglobulin-G und Komplement-C3 entlang der Basalmembranzone (Abb. 6.64).

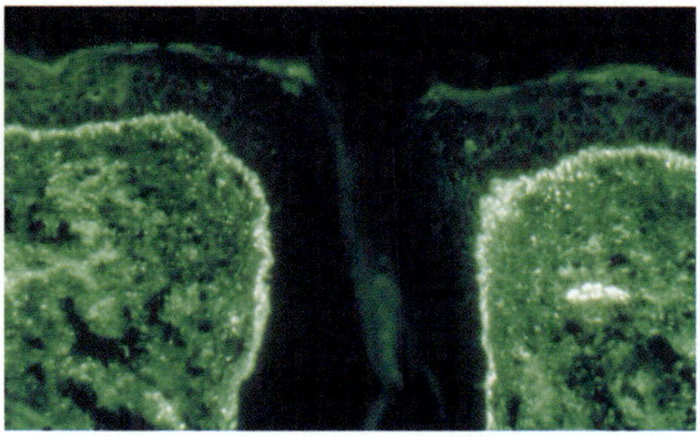

Abb. 6.64: CDLE - Direkte Immunfluoreszenz: Ablagerung von IgG entlang der Basalmembranzone (aus: Whiting DA, Howsden FL: Color Atlas and Differential Diagnosis of Hair Loss, © Canfield Publishing).

Die Bestimmung zirkulierender antinukleärer Antikörper (ANA) ist diagnostisch nicht verwertbar, da etwa 80 % der Patienten mit CDLE ANA-negativ sind.

Therapie

Die Therapie des CDLE am Kapillitium entspricht jener an anderen Körperstellen. Im Vordergrund steht konsequenter Sonnenschutz mittels Kopfbedeckung oder durch Sunblocker mit sehr hohem Lichtschutzfaktor. Therapie der Wahl sind bei Läsionen mit Entzündungsaktivität starke Kortikosteroidcremes oder -lösungen der Klasse III und IV (Tab. 6.4).

Dabei sollten vor allem die noch behaarten Randbereiche der Läsionen ein- bis zweimal täglich behandelt werden. Am intensivsten wirksam ist die nächtliche Okklusivtherapie mit Kortikosteroidcreme-Kopfkappen. Da die Okklusivtherapie wegen des anschließend immer notwendigen Haarewaschens für die Patienten sehr aufwendig ist, kann im täglichen Wechsel auch mit Kortikosteroidlösungen gearbeitet werden.

Inhaltsstoff	Handelspräparat
Diflorason	Florone crinale® Lösung
Betamethason	Celestan V® Creme
Betamethason + Fusidinsäure	Fucicort® Creme

Tab. 6.4: Topische Kortikosteroid-Lösungen und -Cremes bei entzündlichen Kopfhauterkrankungen (Auswahl).

Gelingt es durch diese Maßnahmen nicht, die Entzündung und den Haarverlust zu stoppen, können **Hydroxychloroquin** oder **Chloroquin** versucht werden. Wichtig ist dabei zur Verhinderung einer Retinopathie die Berechnung der täglichen Dosis bezogen auf das Idealgewicht, da sich die Medikamente kaum in das Fettgewebe verteilen. Die Dosierung beträgt bei Chloroquin 3,5 bis 4,0 mg/kg Idealgewicht und bei Hydroxychloroquin 6,0 bis 6,5 mg/kg Idealgewicht. Bei beiden Antimalariamitteln sollten vorab und dann halbjährliche Untersuchungen des Augenhintergrundes erfolgen, um eine Retinopathie frühzeitig zu erkennen.

Aufgrund des unberechenbaren Verlaufs des CDLE ist ein Therapieerfolg nur schwer verifizierbar. Als ein Erfolgsparameter kann ein Rückgang der randständigen Rötung und Schuppung gewertet werden. Befindet sich der CDLE in einer entzündungsfreien Remission, kann bei umschriebenen Arealen eine Eigenhaartransplantation erwogen werden.

Literatur

Cotsarelis G, Sun TT, Lavker RM (1990) Label retaining cells reside in the bulge area of pilosebaceous unit: implications for follicular stem cells, hair cycle, and skin carcinogenesis. Cell 61:1329-1337

Goerz G, Lehmann P, Schuppe HC, Lakomek HJ, Kind P (1990) Lupus erythematodes (LE). Zeitschr Hautkr 65:226-234

Hermes B, Paus R (1998) "Vernarbende" Alopezien - Anmerkungen zur Klassifikation, Differentialdiagnose und Pathobiologie. Hautarzt 49:462-472

Ochsendorf FR, Runne U (1991) Chloroquin und Hydroxychloroquin: Nebenwirkungsprofil wichtiger Therapeutika. Hautarzt 42:140-146

Sperling LC (2000) A new look at scarring alopecia. Arch Dermatol 136:235-242

Wilson CL, Burge SM, Dean D, Dawber RP (1992) Scarring alopecia in discoid lupus erythematosus. Br J Dermatol 126:307-314

6.4.2. Lichen ruber follicularis

Ätiologie

Aus heute noch unbekannten Gründen kommt es unterhalb der Basalmembranzone zur dichten Ansammlung von T-Lymphozyten, die vor allem dem CD4-positiven T-Helfer-Typ angehören. In dem subepidermalen Infiltrat finden sich außerdem noch Histiozyten, also Zellen der Monozyten/Makrophagen Reihe. Eine Hypothese zur Pathogenese ist, daß der Lichen ruber eine fehlgesteuerte zelluläre Immunantwort auf ein unbekanntes Antigen in der Basalmembranzone ist.

Klinik

Typisch ist die narbige Alopezie mit vor allem randständigen follikulären Hyperkeratosen. Es scheint, als trügen die Haare am Rand eines betroffenen Areals eine eng sitzende, weiße Halskrause. Zum Teil findet sich eine mäßige, livide Rötung (Abb. 6.65).

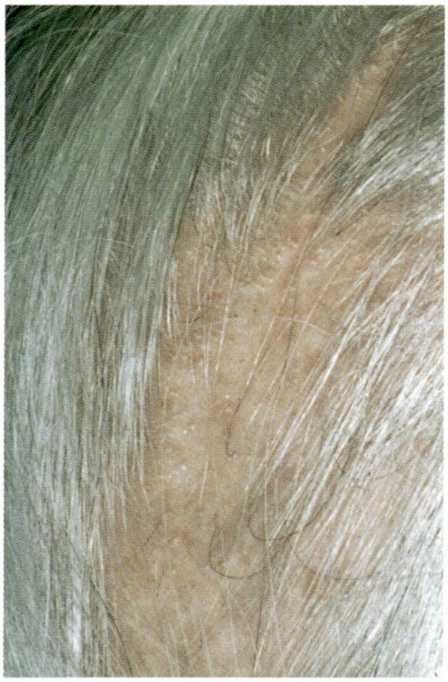

Abb. 6.65: Lichen ruber follicularis. Diskrete livide Rötung, follikuläre Hyperkeratose, narbige Alopezie.

Juckreiz kann vorhanden sein. Der Verlauf ist in der Regel chronisch, die Anamnese geht oft Jahre zurück. Bei etwa der Hälfte der Patienten zeigen sich am übrigen Integument die für den Lichen ruber typischen, intensiv juckenden, polygonalen Papeln und Knötchen. Mund- und Genitalschleimhäute können ebenfalls betroffen sein. An ihnen zeigt sich besonders die typische netzförmige Zeichnung des Lichen ruber (Wickham-Phänomen). Vom *Graham-Lasseur-Little-Syndrom* spricht man, wenn neben einem follikulären Lichen ruber am Integument und der Kopfhaut auch dystrophische Veränderungen der Finger- und Fußnägel vorliegen.

Diagnostik

Zeigen sich am übrigen Integument, an den Schleimhäuten oder an den Nägeln auch Veränderungen im Sinne eines Lichen ruber, fällt die Diagnose relativ leicht. Allerdings sollte wie bei jeder anderen vernarbenden Alopezie die Diagnose mittels Histologie gesichert werden. In der HE-Färbung zeigt sich subepidermal das für den Lichen ruber typische lymphohistiozytäre, bandförmige Infiltrat (Abb. 6.66).

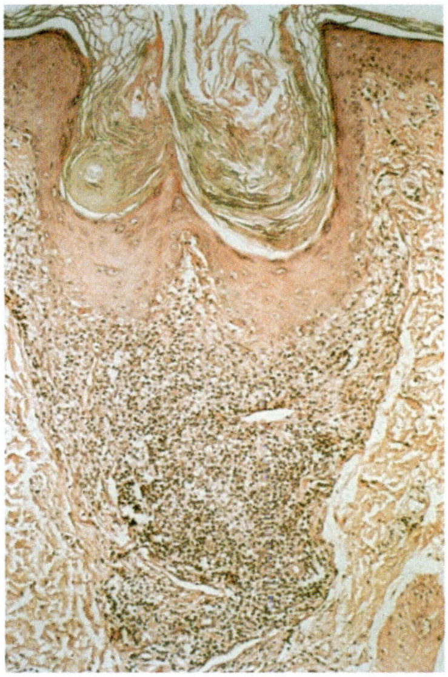

Abb. 6.66: Lichen ruber follicularis - Histologie: Dichtes perifollikuläres lymphohistiozytäres Infiltrat (aus: Whiting DA, Howsden FL: Color Atlas and Differential Diagnosis of Hair Loss, © Canfield Publishing).

In der direkten Immunfluoreszenz finden sich unspezifisch fluoreszierende Kolloidkörperchen und vaskuläre Fibrinablagerungen (Abb. 6.67). Die DIF des Lichen ruber ist zwar nicht sehr spezifisch, sollte jedoch zur Abgrenzung eines CDLE immer mit durchgeführt werden.

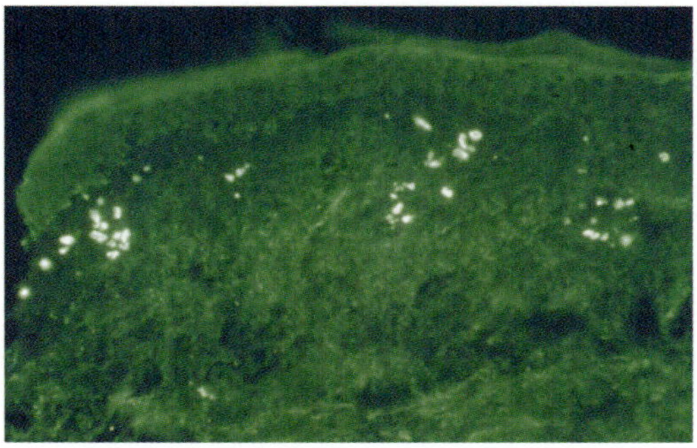

Abb. 6.67: Lichen ruber follicularis - Direkte Immunfluoreszenz: Entlang des Haarfollikels sogenannte Cytoid-Bodies (aus: Whiting DA, Howsden FL: Color Atlas and Differential Diagnosis of Hair Loss, © Canfield Publishing).

Therapie

Die gelegentlich beschriebene Therapie mit Acitretin (Neotigason®) halten wir für wirkungslos und langfristig nicht praktikabel. Bei aktuell starker Krankheitsaktivität können vorübergehend systemisch Kortikosteroide gegeben werden, z.B. Methylprednisolon 1 mg/kg KG für 2 Wochen; danach langsam über einige Wochen hinweg ausschleichen. Insgesamt sind die therapeutischen Erfolge beim Lichen ruber follicularis selbst bei Verwendung starker und nebenwirkungsreicher Medikamente oft unbefriedigend. Daher bevorzugen wir die gut verträgliche Therapie mit topischen Kortikosteroidlösungen oder –kopfkappen (siehe Tab. 6.4).

Literatur

Bianchi L, Paro Vidolin A, Piemonte P, Carboni I, Chimenti S (2001) Graham Little-Piccardi-Lasseur syndrome: effective treatment with cyclosporin A. Clin Exp Dermatol 26:518-520

Matta M, Kibbi AG, Khattar J, Salman SM, Zaynoun ST (1990) Lichen planopilaris: a clinicopathologic study. J Am Acad Dermatol 22:594-598

Mehregan DA, van Hale HM, Muller SA (1992) Lichen planopilaris: clinical and pathologic study of forty-five patients. J Am Acad Dermatol 27:935-942

Nayar M, Schomberg K, Dawber RP, Millard PR (1993) A clinicopathological study of scarring alopecia. Br J Dermatol 128:533-536

Silver H, Chargin L, Sachs PM (1953) Follicular lichen planus (Lichen planopilaris). Arch Dermatol Syphilol 67:346-354

Silvers DN, Katz BE, Young AW (1993) Pseudopelade of Brocq is lichen planopilaris: report of four cases that support this nosology. Cutis 51:99-105

Sperling LC (2000) A new look at scarring alopecia. Arch Dermatol 136:235-242

Trüeb RM, Torricelli R (1998) Lichen planopilaris unter dem Bild einer postmenopausalen frontalen fibrosierenden Alopezie (Kossard). Hautarzt 49:388-391

Whiting DA, Howsden FL (1996) The Color Atlas of Differential Diagnosis of Hair Loss. Canfield Publishing Cedar Grove, USA

6.4.3. Frontal fibrosierende Alopezie Kossard

Synonym: Postmenopausale frontal fibrosierende Alopezie

Ätiologie

Der Australier Steven Kossard beschrieb erstmals 1994 ein Krankheitsbild, das er postmenopausal frontal fibrosing alopecia nannte. Das fast nur bei Frauen vorkommende Krankheitsbild wird als Variante des Lichen planopilaris gesehen. Pathogenetisch relevant ist eine Zerstörung von Haarfollikeln der Kopfhaut und Augenbrauen durch T-Lymphozyten.

Klinik

Vor allem bei älteren Frauen kommt es zu einem symmetrischen Zurückweichen der Stirn-Haar-Grenze sowie des seitlichen Haaransatzes in der Schläfenregion. Die freigelegte Haut ist hell und blaß-atrophisch und grenzt sich meist klar von der aktinisch geschädigten Stirnhaut ab (Abb. 6.68). Auf den ersten Blick erinnert der Haarverlust an ein frontotemporales Hamilton-Norwood-Muster der androgenetischen Alopezie des Mannes. Am Haaransatz zeigen sich oft perifollikuläre Erytheme (Abb. 6.69). Am restlichen Kapillitium in der Regel keine Alopezieherde im Sinne eines Lichen planopilaris. Fast immer findet man eine Rarefizierung der lateralen Augenbrauen (Abb. 6.68). An den Schleimhäuten und am übrigen Integument keine weiteren Hinweise auf Lichen ruber.

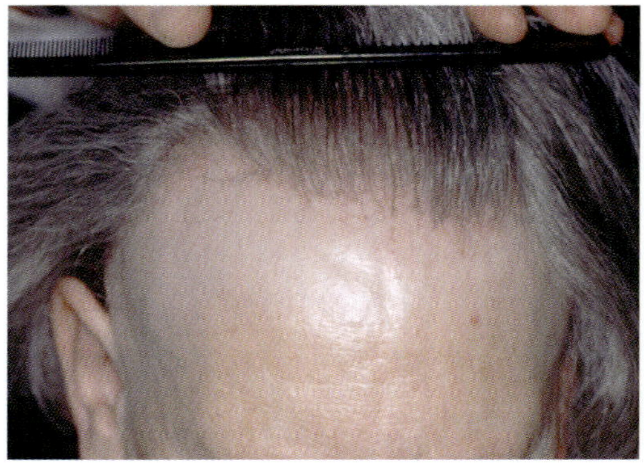

Abb. 6.68: Frontal fibrosierende Alopezie Kossard.

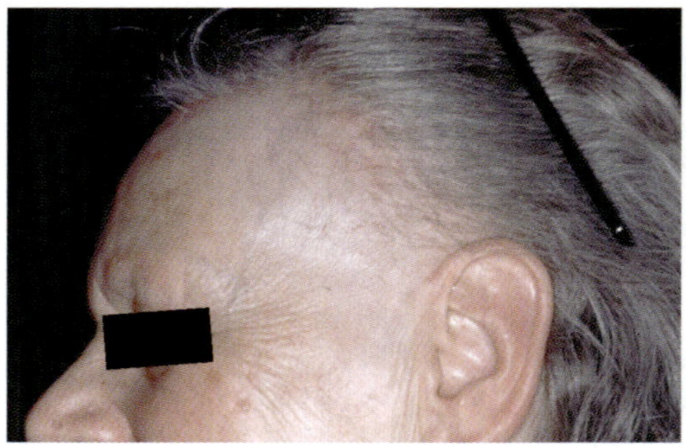

Abb. 6.69: Frontal fibrosierende Alopezie Kossard. Perifollikuläre Erytheme.

Diagnostik

Histologisch liegt das Bild eines Lichen planopilaris vor: Innerhalb des Haarfollikels dyskeratotische Keratinozyten, dichtes perifollikuläres lymphozytäres Infiltrat, Ersatz zugrunde gegangener Haarfollikel durch fibröse Stränge (Abb. 6.70).

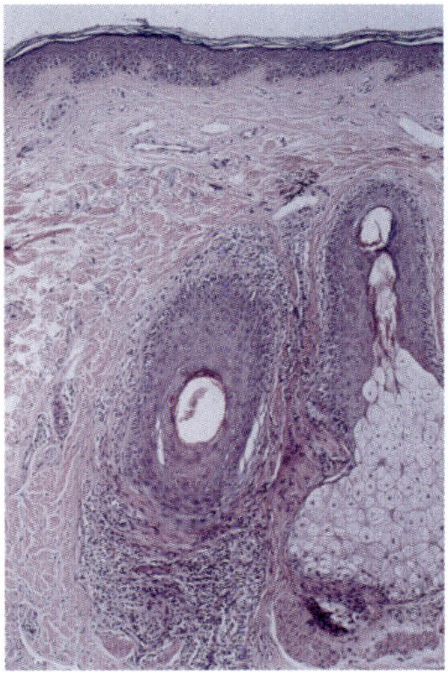

Abb. 6.70: Frontal fibrosierende Alopezie Kossard. Dichtes perifollikuläres lymphozytäres Infiltrat.

Therapie

Eine wirksame Therapie ist nicht bekannt. Allerdings erscheint ein Therapieversuch mit örtlich angewendeten Kortikosteroidlösungen der Wirkstärke III oder IV gerechtfertigt. Regelmäßige Photodokumentation wird zur Verlaufskontrolle empfohlen. Spontanes Sistieren der Erkrankung ist möglich.

Literatur

Feldmann R, Harms M, Saurat JH (1996) Postmenopausale frontal fibrosierende Alopezie. Hautarzt 47:533-536

Kossard S (1994) Postmenopausal frontal fibrosing alopecia. Arch Dermatol 130:770-774

Kossard S, Lee MS, Wilkinson B (1997) Postmenopausal frontal fibrosing alopecia: A frontal variant of lichen planopilaris. J Am Acad Dermatol 39:59-66

Sperling LC (2000) A new look at scarring alopecia. Arch Dermatol 136:235-242

Stockmeier M, Kunte C, Sander CA, Wolff H (2002) Frontale fibrosierende Alopezie bei einem Mann. Hautarzt 53:409-411

Trüeb R, Torricelli R (1998) Lichen planopilaris unter dem Bild einer postmenopausalen frontalen fibrosierenden Alopezie. Hautarzt 49:388-391

Zinkernagel MS, Trüeb RM (2000) Fibrosing alopecia in a pattern distribution. Arch Dermatol 136:205-211

6.4.4. Pseudopelade Brocq

Synonym: Alopecia areata atrophicans

Ätiologie

Fleckiger, narbig-fibrotischer Umbau der Kopfhaut mit sekundärem Untergang der Haarfollikel. Nur gering ausgeprägtes Entzündungsinfiltrat. Als Krankheitsentität umstritten, wird von einigen Autoren dem Spektrum des Lichen ruber zugerechnet.

Klinik

Anfangs regelmäßige Kleinfleckigkeit der alopezischen Areale, etwa wie "Fußstapfen im Schnee" (Abb. 6.71). Später Konfluenz zu größeren Flächen. Unauffällige Epidermis, ohne Schuppung oder Entzündungszeichen. Der Verlauf ist unberechenbar und kann sich langsam schleichend über Jahre hinziehen, bevor die Erkrankung schließlich zum Stillstand kommt.

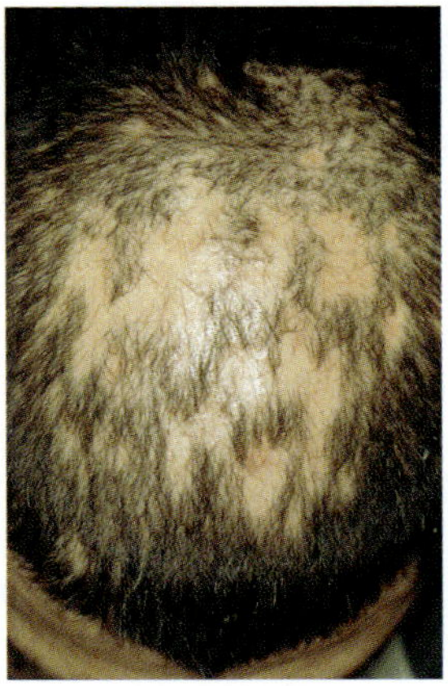

Abb. 6.71: Pseudopelade Brocq. Umschriebene Alopezie ohne Entzündungszeichen.

Diagnostik

Histologisch Ersatz der Terminalhaarfollikel durch fibröse Stränge ("streamers"). Nur mäßige entzündliche Infiltrate, normale Epidermis. Direkte Immunfluoreszenz negativ.

Therapie

Eine wirksame Therapie ist nicht bekannt. Allerdings erscheint ein Therapieversuch mit örtlich angewendeten Kortikosteroidlösungen der Wirkstärke III oder IV (Tab. 6.4) gerechtfertigt. Regelmäßige Photodokumentation wird zur Verlaufskontrolle empfohlen. Spontanes Sistieren der Erkrankung ist möglich.

Literatur

Bergner T, Braun-Falco O (1991) Pseudopelade of Brocq. J Am Acad Dermatol 25:865-866

Braun-Falco O (1986) Pseudopelade of Brocq. Dermatologica 172:18-23

Madani S, Trotter MJ, Shapiro J (2000) Pseudopelade of Brocq in beard area. J Am Acad Dermatol 42:895-896

Silvers DN, Katz BE, Young AW (1993) Pseudopelade of Brocq is lichen planopilaris: report of four cases that support this nosology. Cutis 51:99-105

6.4.5. Folliculitis decalvans

Ätiologie

Granulozytär geprägte Entzündung der Kopfhaut mit Destruktion der Haarfollikel. Regelmäßig Nachweis von *Staphylococcus aureus.*

Klinik

Am entzündlich geröteten Rand narbig-atrophischer Areale finden sich Pusteln (Abb. 6.72). Häufig seröse Exsudation mit Krustenbildung. Bei fortschreitender Entzündung und Vernarbung kann es zur Ausbildung von Büschel- oder Pinselhaaren kommen (Abb. 6.73). Sie stellen eine ideale Eintrittspforte für Staphylokokken dar und führen so zur weiteren Verschlimmerung der Entzündung.

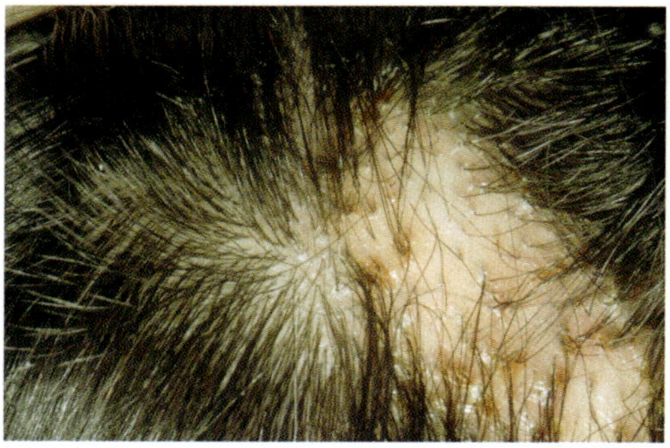

Abb. 6.72: Folliculitis decalvans. Narbige Alopezie, im Randbereich Rötung und Pusteln.

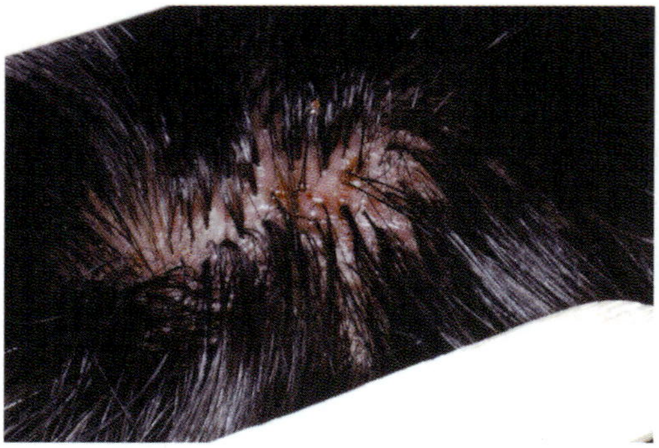

Abb. 6.73: Büschel- oder Pinselhaare.

Diagnostik

Mikrobiologisch gelingt aus den Pusteln meist der Nachweis von *Staphylococcus aureus.* Neben der bakteriologischen sollte auch eine mykologische Diagnostik zum Ausschluß einer tiefen Trichophytie durchgeführt werden. Sicherung der Diagnose mittels Kopfhautbiopsie. Histologisch Nachweis einer den Haarfollikel destruierenden, granulozytär geprägten Entzündung. Direkte Immunfluoreszenz negativ.

Therapie

Die Behandlung der Folliculitis decalvans ist langwierig und schwierig. Als erste Stufe der Behandlung steht im Vordergrund, die Staphylokokken zu beseitigen und die Entzündung zurückzudrängen. Äußerliche Therapiemaßnahmen sind allein nicht wirksam. Wir empfehlen hier lediglich die tägliche Kopfwäsche mit keimvermindernden Schampoos wie z.B. Stieprox® oder Neutrogena T Gel®. Innerliche Antibiotikatherapien über zwei bis vier Wochen können zwar kurzfristig Besserung erzielen; leider treten danach jedoch schnell wieder Rezidive auf. Einer Publikation von Powell et al. folgend bevorzugen wir derzeit folgendes Schema: Alle Patienten werden systemisch mit Clindamycin (300 - 0 - 300 mg) und Rifampicin (300 - 0 - 300 mg) über 10 Wochen hinweg behandelt. Danach sind alle Patienten erscheinungsfrei, zum Teil über viele Monate hinweg. Bei etwa der Hälfte der Behandelten kommt es zu Rezidiven, die erneuter Therapie bedürfen.

Die zweite Behandlungsstufe sollte möglichst bereits während der Antibiotikatherapie eingeleitet werden: Um Rezidive zu vermeiden, müssen alle Büschelhaarfollikel operativ aus der Kopfhaut entfernt werden, da sie wie ein Docht bakterienhaltige Flüssigkeitsreservoirs darstellen.

Die dritte Behandlungsstufe ist die Rezidivprophylaxe: Nach der täglichen Kopfwäsche mit keimvermindernden Schampoos (siehe oben) muß die Kopfhautoberfläche ganz trocken gefönt werden, damit den Staphylokokken der Boden zur Vermehrung entzogen wird.

Literatur

Bogg A (1963) Folliculitis decalvans. Acta Derm Venereol (Stockh) 43:14-24

Chui CT, Berger TG, Price VH, Zachary CB (1999) Recalcitrant scarring follicular disorders treated by laser-assisted hair removal: a preliminary report. Dermatol Surg 25:34-37

Gloster HM (2000) The surgical management of extensive cases of acne keloidalis nuchae. Arch Dermatol 136:1376-1379

Luelmo-Aguilar J, Gonzalez-Castro U, Castells-Rodellas A (1993) Tufted hair folliculitis. A study of four cases. Br J Dermatol 128:454-457

Powell JJ, Dawber RPR, Gatter K (1999) Folliculitis decalvans including tufted folliculitis: clinical, histological and therapeutic findings. Br J Dermatol 140:328-333

Sperling LC (2000) A new look at scarring alopecia. Arch Dermatol 136:235-242

Stockmeier M, Kunte C, Feldmann K, Messer G, Wolff H (2001) Folliculitis decalvans – Behandlung mit einer systemischen Rifampicin - Clindamycin - Kombinationstherapie bei 17 Patienten. Akt Dermatol 27:361-363

Suter L (1983) Folliculitis decalvans. Hautarzt 32:429-431

Tong AKF, Baden HP (1989) Tufted hair folliculitis. J Am Acad Dermatol 21:1096-1099

Walker SL, Smith HR, Lun K, Griffiths WA (2000) Improvement of folliculitis decalvans following shaving of the scalp. Br J Dermatol 142:1245-1246

6.4.6. Folliculitis capitis abscedens et suffodiens

Ätiologie

Massive, granulozytär geprägte, stark exsudative Entzündungsreaktion der Kopfhaut, möglicherweise aus dem Formenkreis fulminanter Akneerkrankungen.

Klinik

Vor allem bei Schwarzen auftretend. Zum Teil ist die Kopfhaut großflächig unterminiert. Es kommt zu Vernarbung und chronischer Fistulation. Ausgeprägte Exsudation mit massiver Krustenbildung.

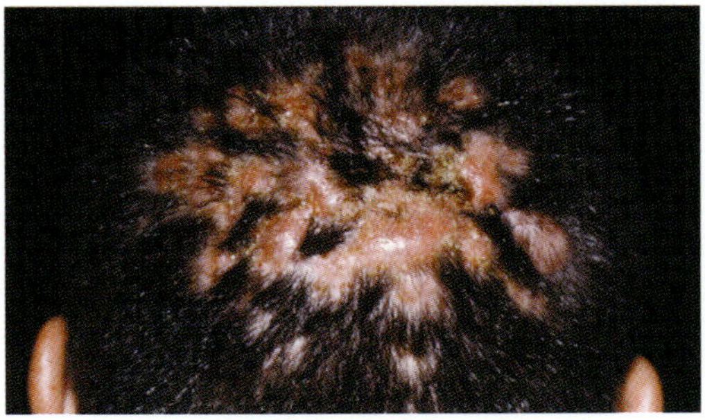

Abb. 6.74: Folliculitis capitis abscedens et suffodiens.

Diagnostik

Mikrobiologisch nicht selten negativ, ähnlich wie bei schwerer Acne fulminans. Histologisch massive granulozytäre Entzündung. Direkte Immunfluoreszenz negativ.

Therapie

Aufgrund der Ähnlichkeit zur Acne fulminans ist ein Heilversuch mit Isotretinoin (Roaccutan®, etwa 1,0 mg/kg KG) und Kortikosteroiden (Methylprednisolon 1 mg/kg KG) zu rechtfertigen. Gut wirksam dürfte auch das von Powell et al. beschriebene antiinflammatorisch-antibiotisch wirksame Kombinationsschema mit Rifampicin und Clindamycin sein (siehe Kap. 6.4.5). Sind bereits ausgeprägte Fistulationen und Vernarbungen vorhanden, muß nach einer Isotretinoin-Vorbehandlung und unter antibiotischer Abdeckung das gesamte betroffene Areal exzidiert werden.

Literatur

Bachynsky T, Antonyshyn OM, Ross JB (1992) Dissecting folliculitis of the scalp. A case report of combined treatment using tissue expansion, radical excision, and isotretinoin. J Dermatol Surg Oncol 18:877-880

Chui CT, Berger TG, Price VH, Zachary CB (1999) Recalcitrant scarring follicular disorders treated by laser-assisted hair removal: a preliminary report. Dermatol Surg 25:34-37

Kobayashi H, Aiba S, Tagami H (1999) Successful treatment of dissecting folliculitis and acne conglobata with oral zinc. Br J Dermatol 141:1137-1138

Powell JJ, Dawber RPR, Gatter K (1999) Folliculitis decalvans including tufted folliculitis: clinical, histological and therapeutic findings. Br J Dermatol 140:328-333

Scerri L, Williams HC, Allen BR (1996) Dissecting cellulitis of the scalp: response to isotretinoin. Br J Dermatol 134:1105-1108

Schewach-Millet M, Ziv R, Shapira D (1986) Perifolliculitis capitis abscedens et suffodiens treated with isotretinoin (13-cis retinoic acid). J Am Acad Dermatol 15:1291-1292

Sperling LC, Homoky C, Pratt l, Sau P (2000) Acne keloidalis is a form of primary scarring alopecia. J Am Acad Dermatol 136:479-484

Walker SL, Smith HR, Lun K, Griffiths WAD (2000) Improvement of folliculitis decalvans following shaving of the scalp. Br J Dermatol 142:1245-1246

6.4.7. Sonstige vernarbende oder atrophisierende Alopezien

Alopezie nach tiefer Trichophytie

Eine der häufigsten Formen umschriebener Alopezien ist die postinfektiöse Alopezie. Sie tritt überwiegend bei Kindern in den ersten 10 Lebensjahren auf. Erreger sind hautpathogene Pilze, meist Microsporum canis oder Trichophyton verrucosum. Die Ansteckung erfolgt durch Katzen (M. canis) und Meerschweinchen (T. mentogrophytes) oder im landwirtschaftlichen Bereich durch Rinder (T. verrucosum). Am meisten sind die Haarfollikel gefährdet, wenn die Pilze eine starke Entzündungsreaktion auslösen (Abb. 6.75). Dann kann es zur irreversiblen entzündlichen Zerstörung der Kopfhaarfollikel kommen. Aufgrund der großen Gefährdung für die Haarfollikel, wird von uns in der Regel eine sehr beherzte Dreifach-Therapie angewendet:

- Gegen die Pilzinfektion eine systemische Behandlung, beispielsweise mit Fluconazol-Saft (2 mg/kg KG pro Tag) über 2-4 Monate
- Gegen die Staphylokokken-Superinfektion eine antibiotische Abdeckung, beispielsweise mit Roxithromycin-Granulat (2 x 50 mg pro Tag) über 1-2 Wochen
- Gegen die entzündliche Zerstörung der Haarfollikel Methylprednisolon 1 mg/kg KG pro Tag für etwa 1-2 Wochen
- Zusätzlich antiseptische oder antimykotische Lokaltherapie, z.B. mit Ciclopiroxolamin

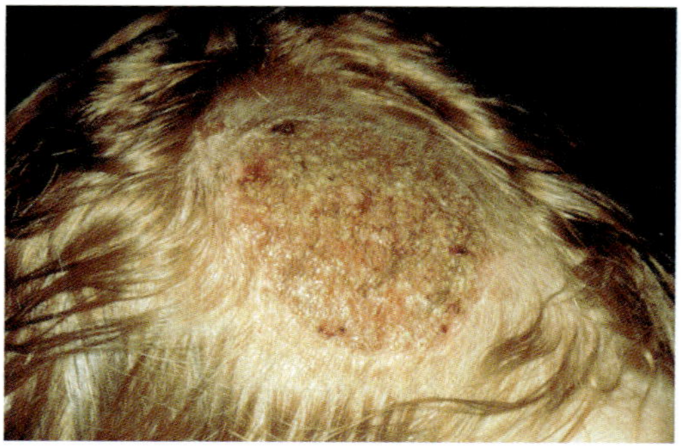

Abb. 6.75: Heftige Entzündung der Kopfhaut bei Infektion mit Trichophyton verrucosum.

Keratosis follicularis spinulosa decalvans

Am Kapillitium weitgehend identisch mit der Folliculitis decalvans. Zusätzlich jedoch ausgeprägtes Ulerythema ophryogenes, Keratitis, Lichtscheu und starke Keratosis pilaris an Armen und Beinen. Erstbeschreibung 1926 durch Siemens. Erbgang X-chromosomal rezessiv. Therapie der Follikulitis in Einzelfällen mit Dapson erfolgreich.

Erosive pustulöse Dermatose der Kopfhaut

Sehr selten, überwiegend bei älteren Menschen auftretend, zur Vernarbung führend. Relativ gute Behandlungserfolge mit Kortikosteroiden und Zink.

Literatur

Bieber T, Ruzicka T, Burg G (1987) Erosive pustulöse Dermatitis des Kapillitiums. Hautarzt 38:687-689

Kunte C, Löser C, Wolff H (1998) Folliculitis spinulosa decalvans: successful therapy with dapsone. J Am Acad Dermatol 39:891-893

Siemens HW (1926) Keratosis follicularis spinulosa decalvans. Arch Dermatol Syphil 151:384-386

6.5. Hypotrichosen und Atrichien

Hypotrichosen und Atrichien umfassen ein sehr großes Spektrum von Erkrankungen. Sie sind insgesamt selten. Man kann sie je nach An- oder Abwesenheit von assoziierten Defekten unterteilen. Die Hypotrichosen und Atrichien können kongenital oder hereditär, partiell oder komplett sein. Es finden sich eine Vielzahl von unterschiedlichen Erscheinungsbildern sowie ganz unterschiedliche Vererbungsmodi. Auch sporadisches Auftreten ist durch Neumutation möglich.

Liegt eine partielle oder komplette Alopezie seit Geburt oder Kindheit vor, sollte insbesondere bei familiärer Häufung an das Spektrum der kongenitalen oder hereditären Hypotrichosen und Atrichien gedacht werden. Differentialdiagnostisch kommen auch Haarschaftanomalien in Frage (Kap. 3.). Eine Alopecia areata (Kap. 6.3.) und vernarbende Alopezien (Kap. 6.4.) müssen gegebenenfalls mit Hilfe einer Kopfhautbiopsie abgegrenzt werden. Zu bedenken ist allerdings, daß auch kongenitale oder hereditäre Hypotrichosen und Atrichien mit vernarbenden Alopezien einhergehen können. Assoziierte Defekte müssen durch eine eingehende Untersuchung, gegebenenfalls gemeinsam mit Pädiatern abgeklärt werden.

6.5.1. Hypotrichosen und Atrichien ohne assoziierte Defekte

- Hypotrichosis congenita hereditaria (Marie Unna)
- Atrichia congenita mit Hornzysten
- Hypotrichosis congenita
- Alopecia triangularis congenita
- Aplasia cutis congenita

Tab. 6.5: Hypotrichosen und Atrichien ohne assoziierte Defekte.

6.5.1.1. Hypotrichosis congenita hereditaria Marie Unna

Definition

Generalisierte Hypotrichose mit charakteristischem Verlauf und Haarschaftveränderungen, jedoch ohne weitere assoziierte Defekte.

Pathogenese

Autosomal-dominant vererbte Hypotrichose.

Klinik

Bei Geburt und im frühen Kleinkindesalter ist die Haardichte weitgehend normal. Die Haarschäfte sind entweder fein oder zeigen bereits die Tendenz zur Vergröberung. Später wachsen zunehmend derbe, starre und schwer frisierbare Haare. Die Haarfarbe ist fast immer schwarz. Augenbrauen, Wimpern und Körperhaare sind von Geburt an spärlich und gehen im Lauf des Lebens verloren. In und nach der Pubertät fallen die Haare am Mittelscheitel und im Vertex aus. Das Haarkleid erinnert dann an eine Tonsur bei Mönchen. Die alopezische Kopfhaut ist nicht vernarbt.

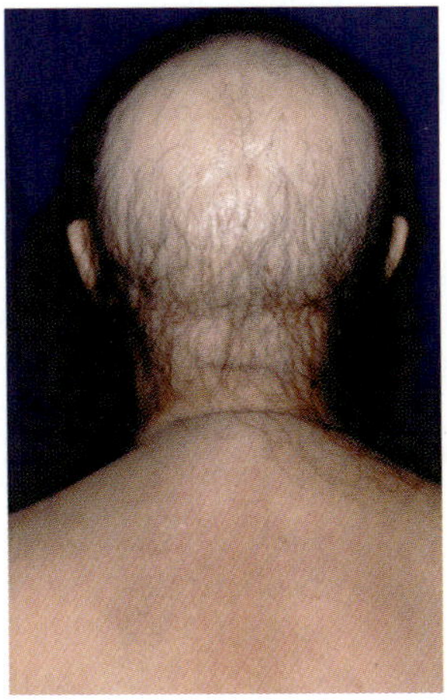

Abb. 6.76: Kongenitale Hypotrichose bei einer 51-jährigen Frau.

Differentialdiagnostisch läßt sich bei Erwachsenen auch an eine androgenetische Alopezie denken, insbesondere bei haarlosen Arealen im Vertex. Bei der androgenetischen Alopezie ist der Übergang von behaarter zu unbehaarter Haut jedoch durch miniaturisierte Haare gekennzeichnet. Bei der Hypotrichosis congenita hereditaria Marie Unna ist der Übergang abrupt. Eine weitere Differentialdiagnose ist das *Syndrom der unfrisierbaren Haare*, das sich durch Betrachtung der Haarschaftquerschnitte, die nierenförmig sind, abgrenzen läßt, und bei dem keine Alopezie besteht.

Diagnostik

Lichtmikroskopisch lassen sich Schäden am Haarschaft, bis zum vollständigen Fehlen der Kutikula, nachweisen. Die Histologie ist uncharakteristisch und durch eine reduzierte Zahl von Haarfollikeln gekennzeichnet. Insgesamt ist die Diagnose vor allem klinisch zu stellen.

Therapie und Prognose

Eine spezifische Therapie existiert nicht. Empfohlen wird ein schonender Umgang mit dem spröden Haar. Das Tragen einer Perücke ist möglich.

6.5.1.2. Atrichia congenita mit Hornzysten

Definition

Kongenitale Atrichie mit in der Kindheit auftretenden Hornzysten ohne assoziierte Defekte.

Pathogenese

Autosomal-rezessiver Erbgang mit erst kürzlich nachgewiesenem Genlokus auf dem Chromosom 8. Selten sporadisches Auftreten durch Neumutation. Wahrscheinlich biologische Kommunikationsstörung zwischen Papille und Wulstregion.

Klinik

Betroffene werden mit Atrichie oder normalem Haar geboren. Vorhandene Haare fallen im Kleinkindesalter aus. Wimpern, Augenbrauen und Körperbehaarung fehlen meist völlig. Zum Ende der ersten bis Anfang der zweiten Lebensdekade entstehen zunächst im Gesicht, im weiteren Verlauf am Stamm und den Extremitäten kleine follikulär gebundene Papeln. Histologisch sind diese Papeln kleine Trichilemmalzysten. Keine weiteren assoziierten Defekte.

Diagnostik

Die Histologie von Kopfhautbiopsien weist eine stark reduzierte Anzahl von Haarfollikeln auf. Die sichtbaren Haarfollikel sind haarlos und dilatiert, zusätzlich Nachweis von Keratinpfröpfen in den Haarfollikeln. Man findet kein entzündliches Infiltrat.

Therapie und Prognose

Keine Besserung der Symptomatik im Verlauf des Lebens. Eine spezifische Therapie existiert nicht.

6.5.1.3. Hypotrichosis congenita

Definition

Kongenitale, auf das Kapillitium, die Wimpern und Augenbrauen begrenzte Hypotrichose mit charakteristischem Verlauf ohne weitere assoziierte Defekte. Bei Geburt normale Behaarung.

Pathogenese

Autosomal-rezessive Form mit Haarverlust kurz nach der Geburt. Die autosomal-dominante Form hat eine 100 %ige Penetranz mit Haarverlust in der ersten Lebensdekade. Pathogenese unbekannt.

Klinik

Bei der autosomal-rezessiven Form unauffälliges Haarkleid nach der Geburt. Verlust der Haare am Kapillitium, und von Wimpern und Augenbrauen kurz nach der Geburt. Die verlorenen Haare werden in der Regel nicht oder nur sehr spärlich ersetzt.

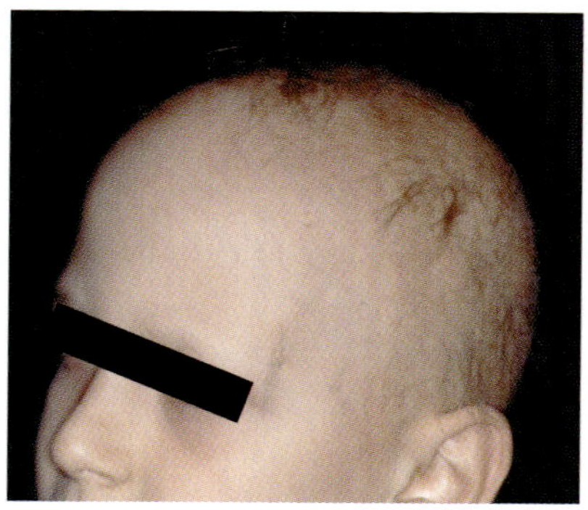

Abb. 6.77: Hypotrichosis congenita bei einem 9-jährigen Jungen.

Bei der autosomal-dominanten Form (Hypotrichosis congenita simplex) fallen die bei Geburt und in der Kindheit normal vorhandenen Haare meist erst im Schulalter aus. Der Haarverlust ist auf den behaarten Kopf einschließlich Wimpern und Augenbrauen begrenzt. Die restliche Körperbehaarung bleibt unbeeinflußt. Die Kopfhaut stellt sich unauffällig dar. Ursache ist wahrscheinlich eine Störung im Ablauf des Haarzyklus.

Diagnostik

Diagnostisch ist der klinische Verlauf, insbesonders bei der autosomal-dominanten Form mit 100 %iger Penetranz. Die Histologie ist unspezifisch.

Therapie und Prognose

Eine regelmäßig wirksame Therapie existiert nicht. Anekdotisch wird über eine Verstärkung des Haarwachstums nach lokaler Minoxidilanwendung im Heilversuch berichtet.

6.5.1.4. Alopecia triangularis congenita

Definition

Frontotemporal lokalisiertes, dreieckiges bis ovales, fast vollständig haarloses Areal mit Manifestation bis zum 6. Lebensjahr.

Pathogenese

Die Pathogenese ist nicht abschließend geklärt. Vermutet wird ein Entwicklungsblock von Vellus- zu Terminalhaarfollikeln.

Klinik

Meist einseitig findet sich frontotemporal ein weitgehend haarloser Bezirk, der an eine tiefe Geheimratsecke erinnert (Abb. 6.78).Im weitgehend haarlosen Areal können sich Flaumhaare befinden. Keine Progredienz.

Häufig fällt diese Alopezie den Eltern erst im 3. bis 6. Lebensjahr auf. Unklar ist, ob es sich um eine späte Manifestation handelt, oder die Eltern die Alopezie erst spät bemerken.

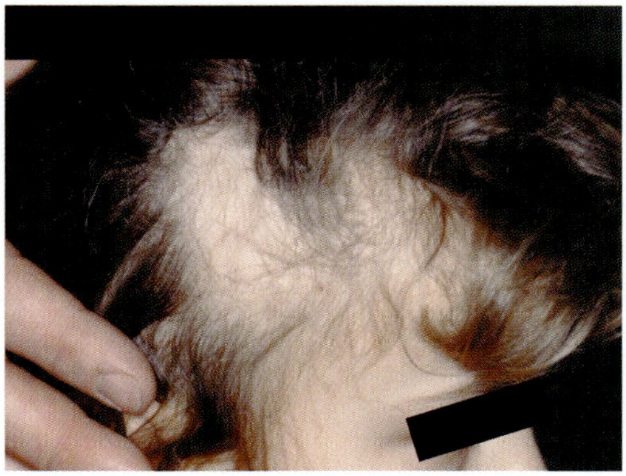

a

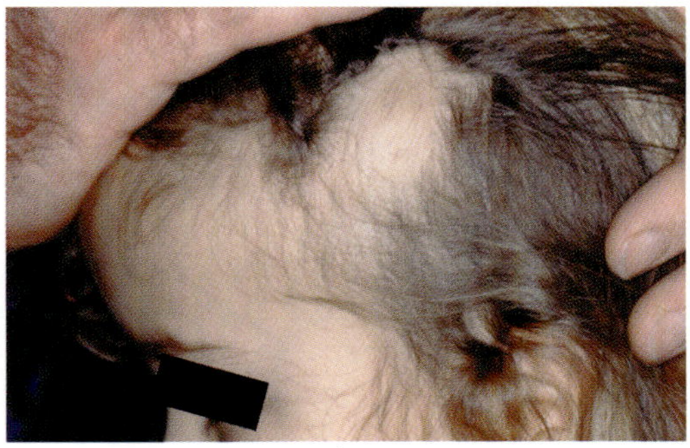

b

Abb. 6.78a+b: Alopecia triangularis congenita bei einem 8-jährigen Mädchen. Ansicht von rechts und links.

Probleme kann die Alopecia triangularis congenita differentialdiagnostisch bereiten. So sind eine unilokuläre Alopecia areata, eine Aplasia cutis congenita oder eine traumatische Alopezie zu erwägen. Häufig versuchen Eltern die Alopezie mit medizinischen Maßnahmen wie Blutabnahmen oder einer Zangengeburt in Zusammenhang zu bringen, was juristische Konsequenzen haben kann.

Bei beidseitiger Alopecia triangularis congenita muß bei Erwachsenen differentialdiagnostisch an eine androgenetische Alopezie gedacht werden.

Diagnostik

Histologisch findet sich lediglich ein Fehlen von Terminalhaarfollikeln bei sonst unauffälligem Befund. Die Histologie ist differentialdiagnostisch wichtig zum Ausschluß vernarbender Alopezien.

Therapie und Prognose

Eine Therapie ist nicht erforderlich. Bei starker kosmetischer Beeinträchtigung kann eine Exzision, die Implantation von Mikrografts oder ein Heilversuch mit einer Minoxidillösung zur Anwendung kommen.

6.5.1.5. Aplasia cutis congenita

Definition

Angeborenes, vollständiges Fehlen von Epidermis und, in unterschiedlichem Ausmaß, von Dermis, Subkutis und Hautanhangsgebilden. Meist am Kapillitium lokalisiert.

Pathogenese

Unklar. Autosomal dominante Vererbung mit unterschiedlicher Expression und Penetranz wurde beschrieben, ebenso wie sporadisches Auftreten. Diskutiert werden Medikamenteneffekte bei Therapie in der Schwangerschaft, Adhäsion zwischen fetaler Haut und Amnion oder Differenzierungsfehler.

Klinik

Bei Geburt eine oder mehrere scharf begrenzte rundliche Erosionen oder Ulzera. Der Defekt kann unterschiedlich tief sein und selten auch bis zur Galea oder Dura reichen. Gelegentlich kann der Defekt bei Geburt von Krusten oder Epithel bedeckt sein. Innerhalb der ersten Lebenswochen kommt es zur Abheilung unter Hinterlassung einer atrophen Narbe. Meist handelt es sich um einen Herd, der in der Regel in der Mittellinie lokalisiert ist (Abb. 6.79).

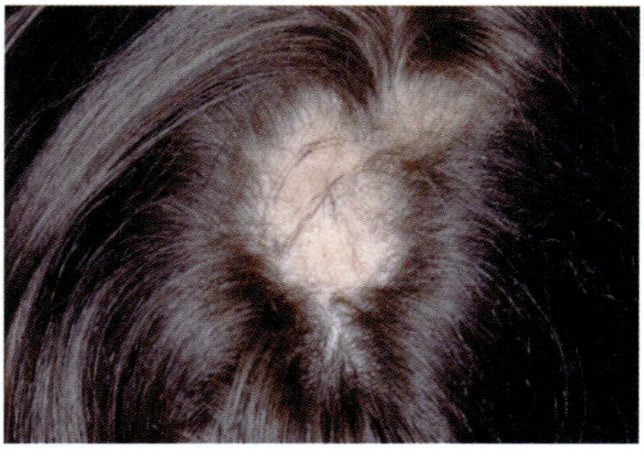

Abb. 6.79: Aplasia cutis congenita.

Diagnostik

Die Diagnose kann klinisch gestellt werden. Die Histologie ist unspezifisch. Differentialdiagnostisch kommt auch ein Talgdrüsennävus (Naevus sebaceus) in Frage.

Therapie und Prognose

Irreversibler Befund, gegebenenfalls operative Korrektur.

6.5.2. Hypotrichosen und Atrichien mit Malformationssyndromen

Unzählige Malformationssyndrome sind mit einer Hypotrichose oder Atrichie assoziiert. Das Ausmaß der Haarlosigkeit kann erheblich schwanken. Auch können weitere Störungen des Haarwachstums oder Haarschaftanomalien vorhanden sein. Im Allgemeinen handelt es sich um ektodermale Dysplasien. Eine Klassifikation der ektodermalen Dysplasien wurde von Freire-Maia vorgenommen und basiert auf der An- oder Abwesenheit von vier ektodermalen Störungen:

1. Trichodysplasie
2. Odontodysplasie
3. Onychodysplasie
4. Dyshidrose (Schweißdrüsendysplasie mit Anhidrose, Hypohidrose oder Hyperhidrose)

Des weiteren findet eine Einteilung in zwei weitere Gruppen statt:

- Anwesenheit von mindestens zwei der ektodermalen Marker. Hier werden unterschiedliche Subgruppen gebildet, in Abhängigkeit davon, welche Symptome vorhanden sind. Subgruppe 1-2 entspricht beispielsweise Tricho-Odonto-Dysplasien, Subgruppe 1-2-3 entspricht Tricho-Odonto-Onycho-Dysplasien, Subgruppe 1-2-3-4 entspricht Tricho-Odonto-Onycho-Dyshidrose, und so weiter.
- Anwesenheit eines der oben beschriebenen ektodermalen Marker und mindestens eine weitere ektodermale Manifestation.

Aufgrund der Seltenheit der bislang beschriebenen Syndrome sollen sie im Rahmen dieses Buches nicht besprochen werden. Zur weiteren Vertiefung dieser Thematik verweisen wir auf einschlägige Lehrbücher.

Literatur

Ahmad W, Faiyaz ul Haque M, Brancolini V, Tsou HC, ul Haque S, Lam H, Aita VM, Owen J, deBlaquiere M, Frank J, Cserhalmi-Friedman PB, Leask A, McGrath JA, Peacocke M, Ahmad M, Ott J, Christiano AM (1998) Alopecia universalis associated with a mutation in the human hairless gene. Science 279:720-724

Barraud-Klenovsek MM, Trüeb RM (2000) Congenital hypotrichosis due to short anagen. Arch Dermatol 143:612-617

Camacho F (1997) Alopecias. Concept and classification. Congenital alopecias. In: Camacho F, Montagna W. Trichology. Aula Medica Group, Madrid, pp. 179-202

Cichon S, Kruse R, Hillmer AM, Kukuk G, Anker M, Altland K, Knapp M, Propping P, Nöthen MM (2000) A distinct gene close to the hairless locus on chromosome 8p underlies hereditary Marie Unna type hypotrichosis in a German family. Br J Dermatol 143:811-814

Freire-Maia N, Pinheiro M (1985) Ectodermal dysplasias. Alan R. Liss, New York

Just M, Ribera M, Fuente MJ, Bielsa I, Ferrandiz C (1998) Hereditary hypotrichosis simplex. Dermatology 196:339-342

Panteleyev AA, van der Veen C, Rosenbach T, Müller-Röver S, Sokolov VE, Paus R (1998) Towards defining the pathogenesis of the *hairless* phenotype. J Invest Dermatol 110:902-907

Roberts JL, Whiting DA, Henry D, Basler G, Woolf L (1999) Marie Unna congenital hypotrichosis: clinical description, histopathology, scanning electron microscopy of a previously unreported large pedigree. J Invest Dermatol (Symp Proc) 4:261-267

Steijlen PM, Neumann HAM, der Kinderen DJ, Smeets DFCM, van der Kerkhof PCM, Happle R (1994) Congenital atrichia, palmoplantar hyperkeratosis, mental retardation and early loss of teeth in four siblings: a new syndrome? J Am Acad Dermatol 30:893-898

Sundberg JP, Price VH, King LE (1999) The "hairless" gene in mouse and man. Arch Dermatol 135:718-720

Tosti A (1987) Congenital triangular alopecia. J Am Acad Dermatol 16:991-993

Trakimas C, Sperling LC, Skelton HG, Smith KJ, Buker JL (1994) Clinical and histologic findings in temporal triangular alopecia. J Am Acad Dermatol 31:205-209

Trüeb RM (1998) Mutation des menschlichen hairless-Gens bei Atrichia universalis. Hautarzt 49:687-689

Unna M (1925) Über Hypotrichosis congenita hereditaria. Dermatol Wschr 32:1167-1178

Index

Index

S

T

U

V

W

Z

Klinische Lehrbuchreihe

. . . Kompetenz und Didaktik!

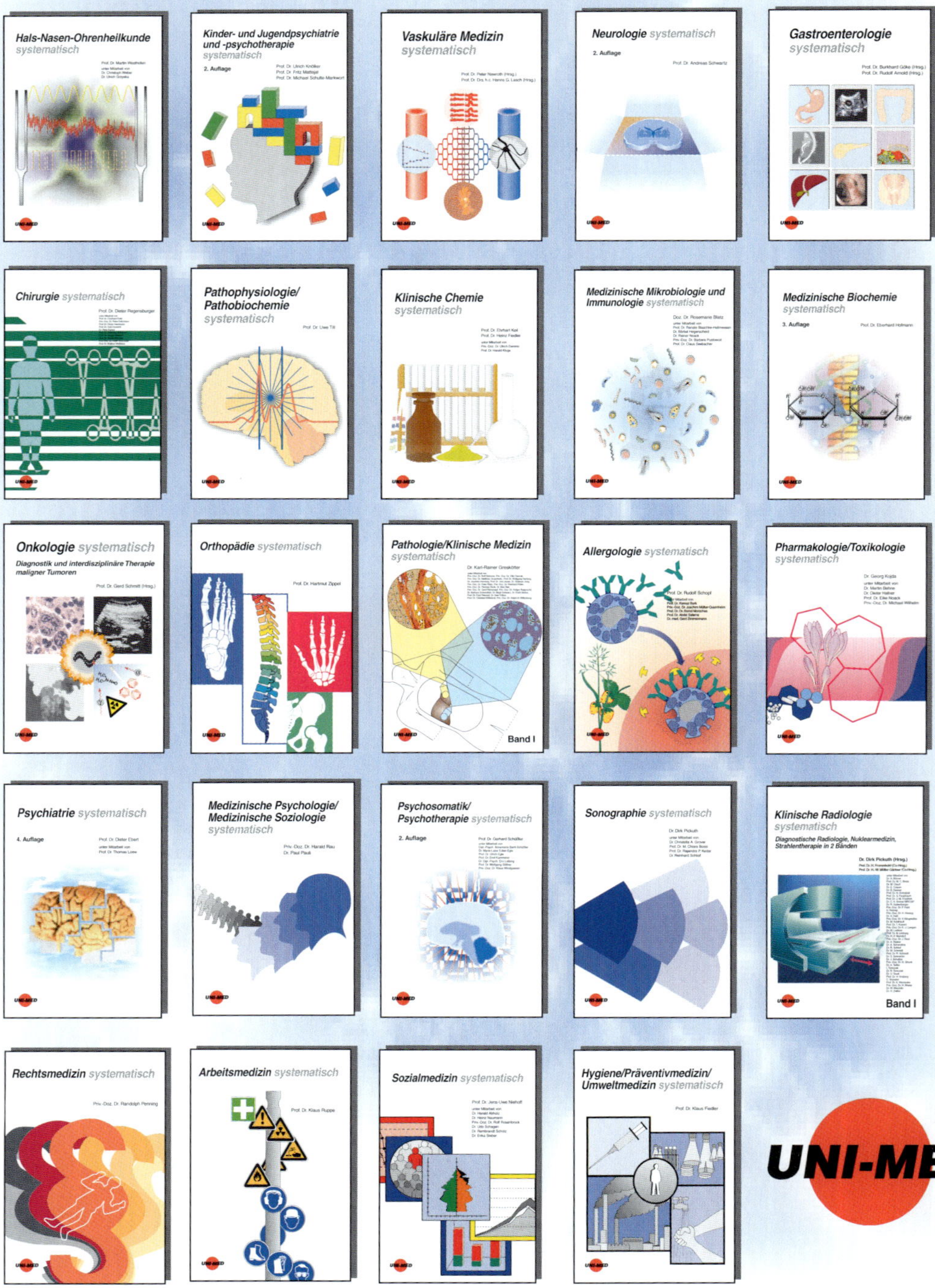

UNI-MED